精神科急症

ACUTE PSYCHIATRY

注 意

本书涉及的知识和最佳实践经验随时间不断更新。新的研究和实践经验在不断拓宽我们的知识，并改变我们的实践。各种治疗方法将成为医疗中的必要手段。因此我们建议读者应及时查询：①最新的规范化治疗程序，②厂家提供的最新产品信息，以验证本书所推荐的药物剂量、治疗程序、服药方法和持续时间以及禁忌证。医生的责任是凭借自己经验和所了解的患者情况去作出诊断，确定药物剂量，给予每位患者最好的治疗，并采取适当的安全防范措施。在法律许可范围内，无论是出版商，还是本书作者均不承担读者因本书内容所引发的人身和/或财产损伤的赔偿责任。

精神科急症

ACUTE PSYCHIATRY

原　著　Matthew Castle

Rachel Jones

主　译　王红星

（首都医科大学附属北京安定医院）

主　审　蔡焯基

（首都医科大学附属北京安定医院）

北京大学医学出版社

JINGSHENKE JIZHENG

图书在版编目（CIP）数据

精神科急症/（英）卡斯尔（Castle，M.），（英）琼斯（Jones，R.）著；王红星主译．—北京：北京大学医学出版社，2011.4

书名原文：Acute Psychiatry

ISBN 978-7-5659-0148-5

Ⅰ.①精… Ⅱ.①卡… ②琼… ③王… Ⅲ.①精神病：急性病 Ⅳ.①R749.059.7

中国版本图书馆 CIP 数据核字（2011）第 048484 号

精神科急症

主　　译： 王红星
出版发行： 北京大学医学出版社（电话：010-82802230）
地　　址：（100191）北京市海淀区学院路 38 号　北京大学医学部院内
网　　址： http://www.pumpress.com.cn
E - mail： booksale@bjmu.edu.cn
印　　刷： 北京画中画印刷有限公司
经　　销： 新华书店
责任编辑： 药　蓉　　**责任校对：** 金彤文　　**责任印制：** 张京生
开　　本： 889mm×1194mm　1/32　**印张：** 7.25　**字数：** 255 千字
版　　次： 2011 年 5 月第 1 版 2011 年 5 月第 1 次印刷　**印数：** 1－4000 册
书　　号： ISBN 978－7－5659－0148－5
定　　价： 38.00 元

Acute Psychiatry
Matthew Castle，Rachel Jones
ISBN－13：978－0－443－10305－6
ISBN－10：0－443－10305－4

Elsevier (Singapore) Pte Ltd.
3 Killiney Road，#08－01 Winsland House I，Singapore 239519
Tel：(65) 6349－0200，Fax：(65) 6733－1817
First Published 2011
2011年初版

北京市版权局著作权合同登记号：图字：01－2011－1651

译者序

凡在精神科临床一线工作的精神卫生工作者，均不可避免地会遇到各种各样的精神科急症问题，面对此类复杂多样的精神障碍，当机立断地作出诊断和处理，避免因延误处置所致的不良后果是每位医务人员不可回避的职责所在。

精神科急症自身的复杂性和处置的紧迫性是对精神科医师和护理人员业务素质、管理能力乃至职业道德修养的巨大挑战。要具备及时、准确、有效的处置能力，得心应手地应对挑战，临床医生必须接受良好的精神科基本知识、基本理论和基本技能的培训，这种培训应该从低年资的住院医师开始。

《精神科急症》一书是 Matthew Castle 和 Rachel Jones 教授的著作，经作者同意和授权，由首都医科大学附属北京安定医院王红星医师翻译，译本由北京大学医学出版社出版。翻译和出版此著作的主要目的是为低年资的精神科医师提供简明且易于操作的基本知识和技能，使他们尽快获得独立处理精神科急症问题的能力。本书的特点是内容丰富，几乎包括了临床上常见的各类精神科急症问题，并且理论与临床实践结合紧密，实用性强，对每一急症问题的基本理论、概念以及处置的路径和方法都有明确和具体的指导。鉴于当前国内精神科领域缺乏内容丰富、形式新颖、实用性强的急症教材，本书将可能成为当前各地精神科住院医师培训的重要参考教材之一。从这个意义上讲，本书的翻译和出版具有重要的现实意义和实用价值。

感谢王红星医师作出的积极贡献！

感谢出版团队为本书的顺利出版和发行给予的热情支持和巨大帮助！

祝《精神科急症》一书出版和发行成功！

首都医科大学附属北京安定医院　蔡焯基

2011 年 2 月于北京

译者前言

本书紧紧围绕临床工作，简明扼要地向读者呈现常见的精神科急症及其基础精神障碍的诊断、治疗和风险评估。

译者在翻译本书过程中，为了便于读者理解，所有专业词汇的翻译均参照中文版本的 ICD－10 标准，第三部分诊断标准的翻译分别与中文版本的 ICD－10 标准和 DSM－Ⅳ标准相一致。如“OCD”在 ICD－10 标准中译为“强迫性障碍”，而在 DSM－Ⅳ标准中译为“强迫症”。译者并未统一为“强迫性障碍”或“强迫症”。

为了便于读者理解，译者统一用括号内加注解的方式对部分原文加以解释。

译者在翻译过程中，得到了首都医科大学附属北京安定医院各级领导的大力支持；在初译过程中，临床三科崔永华医师和龙海英医师参与部分工作；在成稿阶段，得到了首都医科大学附属北京安定医院陈建生主任医师的悉心指教；在定稿阶段，有幸得到了首都医科大学附属北京安定医院老院长蔡焯基教授对全文逐字逐句的审阅和指正，在此深表感谢。

由于译者水平有限，不足之处敬请大家不吝赐教。

首都医科大学附属北京安定医院　王红星

2011 年 2 月于北京

原著前言

《精神科急症》旨在为低年资的精神科医师提供简明、易操作的指导手册。出版该书的原因之一就是当我们是低年资精神科医师时，很难找到一本指导手册。尽管有许多精神病学手册，但这些手册都是“体积小巧”的教科书，而非真正的临床指导手册。如果指导手册不能够指导实践，那么书中的建议无益于临床实践。

同样，其他的专业书籍也有此种现象，尤其是内科医学专业方面的书，虽然目的是帮助日常工作非常忙碌的低年资医师更好地进行临床实践，但是我们一直寻找最终也未找到这样的精神病学手册。

出版该书时，我们牢记三个目标：在去急诊室的路上医生可以方便阅读，在准备会诊时医生可以随时查阅，以及在出门诊时医生也可以方便查阅。本书的目标人群是低年资的精神科医师，也适用于医学生、全科医师、急诊医师、心理医师、精神科护士和精神科相关专业人士。

本书包括三部分：第一部分详细描述了临床评估的要求。其提供了针对采集病史、精神状态检查、临床检查、鉴别诊断和制订处理计划的程序化方法；第二部分是在急诊中遇到的最常见的临床表现及其基本处理方案；第三部分阐述了处理最常见的精神障碍的原则。

我们希望使用本书的医护人员在本书的空白处添加自己的笔记。您也可通过 www. candiclinical. com 提出您的宝贵意见和建议。

《精神科急症》不是一本教科书，它既不能代替诸如 ICD-10 和 DSM-Ⅳ手册等重要的临床参考书，也不能代替 Maudsley 处方指南。但是，《精神科急症》要实现其目标，必然与这些参考书有部分重叠，包括相关诊断标准的总结概括以及建议的药物治疗方案。只是我们主要关注于处方的原则，具体治疗方案的细节尽可能地不描述。

我们原打算为每一个不同的精神疾病症状提供个体化的处理方法，但当写到这些时，会发现许多处理步骤普遍适用于最常见的临床症状。因此，为了避免重复，书中内容前后相互参考。

我们要感谢本书的所有参与者，尤其是 Parveen Kumar 教授、Trevor Turner 博士、Jim Lucy 医师、Ted Dinan 教授、Ruth Seifert 医师和 John Snowdon 教授。此外，感谢 Imelda Duignan 医师、Gerald Libby 医师、Trudi Seneviratne 医师和 Neil Stewart 医师。

Matthew Castle

Rachel Jones

2006. 12

目　录

目　录

第一部分

临床评估

第1章

精神疾病史

下面列出了如何获得精神疾病史和精神状态的检查过程，实践中需要花费 30～60 分钟。

在**一般检查时**，精神疾病史、精神状态检查和体格检查必须在 40 分钟内完成。剩余的有限时间应用来准备如何与患者交谈。

在**急诊情况**下，时间较短，并非一定要求获得完整的精神疾病史。建议以**简短的**开放式提问开始，与接二连三一连串的封闭式提问相比，会面既能使医患关系更融洽，又能更好地了解病史并指导治疗。

一般性接触

有礼貌地向患者自我介绍并解释你需要了解的一些问题，确保患者知道你不是有意要了解其隐私，并且告知患者如有不适则随时提出来。

首先收集患者的基本信息：**姓名**、**年龄**、**性别**、**种族**、**婚姻**、**职业**。

主诉

询问主诉的目的有两个。其一是收集患者就诊精神科的基本的详细资料（入院时间、寻求帮助的原因等）。

其二是确立一个（或两个）患者主诉的最重要的精神症状，围绕该单一症状构建**现病史**。

尽可能用患者自己的语言记录症状，精神病理学的专业术语仅限于精神状态检查中使用。

例如：“X 先生在（警察、全科医师等）介绍和推荐下因为（介绍或推荐理由）在（日期）到（就诊/被送入院）（病房/医院/急诊科）。”

“根据 X 先生所言，他寻求帮助的理由是因为他感觉到（最重要的单一精神症状）。”

现病史

现病史是整体评估的最重要部分。需要列出最近精神疾病发作的情况，包括患者的症状群。该部分容易使人感到混淆。

避免该情况的简单方法之一是把现病史分为两部分：

1. **病程**：简洁地记录患者到精神科就诊的单一主诉症状发作（或恶化）的时间。

2. **相关特征**：检查其他与主诉相关的精神症状。

病程

开始时间

"（这次）该症状是何时变为一个问题的？"

诱发因素

"你想一想是什么因素导致该症状发生的？"

- 近期的社会应激因素
- 酒精和药物滥用
- 对精神科药物的非依从性
- 新患躯体疾病/躯体疾病恶化

记录阳性和阴性结果。

病程进展

"近一段时间该症状是如何变化的？"

就医原因

"（这次）你为何最终来寻求帮助？"

相关特征

该部分需要多思考。就像患者主诉胸痛时你必须询问心血管和呼吸系统疾病一样，你必须询问与现病史最相关的信息。比如如果患者主诉感到抑郁，则提示应追问患者有无符合抑郁性障碍诊断标准中的症状和心境低落的症状（见 p. 99）。

你会发现相同的结果在本部分和精神状态检查中记录了两次，但是记录信息的方式不同。对相关特征而言，现病史描述集中在最近发作的阳性症状，并且必须用患者自己的话去描述。在精神状态检查中，症状主要限制在当前状态，目的是提供快速简短的患者信息。此外，精神状态检查中应该用精神病理学的词汇以特定的顺序呈现出来。

既往精神疾病史

本部分包括疾病史、治疗史和风险史。

疾病史

如果病史很短，则能详细记录。如果病史复杂，则要简洁地概括和记录。

“你是什么时候第一次看精神科医生的，为什么要看呢?”

“想想看，你是从什么时候发现有目前症状的?”

“从那时以来，恶化了多少次？这些症状要求必须住院治疗吗?”

如果住院/复发的次数少：

“第一次住院/复发的时间是什么时候？有何特殊原因吗？你的不适有多久了？有哪种方法能够解决吗?”对其他的症状发作重复上述问题。

“最近你多久来一次门诊/看医生/看心理治疗师/去医院?”

如果是多次入院/复发：

“你第一次和最后一次入院/复发的时间是什么时候?”

“平均多长时间?”

“是什么特殊原因造成的?”

“有什么解决这些复发的特殊办法吗?”

“曾经中断过吗？为什么?”

“最近你多久来一次门诊/看医生/看心理治疗师/去医院?”

治疗史

"你记得你用过哪些药物治疗吗?"

- 哪种药物，用了多久?
- 最大剂量
- 停用的原因

"你曾接受过心理治疗吗?"

- 哪一种，治了多久?

风险史

患者既往自杀史和攻击行为史是其风险评估和处理的重要部分（见 p.36）。

针对自己

"你曾经试图伤害过自己吗? 共有多少次?"

如果次数少:

"第一次伤害自己是什么时候? 是何种特殊原因导致的? 你要求过医学治疗吗? 你看过精神科医生吗?" 对其他的攻击行为史重复上述问题。

如果次数多:

"你第一次和最后一次伤害自己或出现攻击行为是什么时候?"
"你是怎么做的?"
"有原因吗?"
"你曾经要求过医学治疗吗? 何种治疗?"

针对别人

"你曾经使别人感到心理不安吗?"

既往就医史

"你曾经患过躯体病吗? 需要规律地看医生吗?"
"曾经做过手术吗?"
"曾经有过严重的颅脑损伤吗?"

- 年龄
- 意识丧失持续的时间长短

- 外伤后遗忘障碍的时间长短
- 逆行性/顺行性遗忘障碍
- 神经系统后遗症
- 精神科后遗症

"患过癫痫吗？"

- 频率
- 处理
- 如何确诊的？

用药史

"你过敏吗？对何种物质过敏？"

"目前服用何种药物？"

家族史

家族史有助于确定诊断。筛查所有阳性史和评估获得信息的可靠性和完整性。我们建议绘制家族图谱。

"现在，我想简短地问一下有关你家庭的问题。"

"你的父亲还在世吗（死亡的年龄/原因）？目前有多大年龄？做什么工作？患过精神疾病吗？有过长期用药史吗？"

对所有一级亲属重复上述问题。

"与你有血缘关系的亲属（如姑姑/姨姨、叔叔/舅舅、外甥/侄子等）看过精神科医生吗？因为何种原因去看精神科医生的？"

"你知道你的亲戚曾经患过精神疾病吗？"

"你知道你的家族成员中曾经有过毒品、药品或酒精问题吗？"

"你知道你的家族成员中曾经与警方有过什么麻烦吗？"

个人史

个人史包括**儿童期**、**教育状况**、**工作状况**、**性关系**和**子女/抚养子女状况**。本部分信息的作用很大：能看出疾病对患者的影响以及疾病对社会功能的影响，有助于提供诊断的信息（次要的鉴别要点）、病前个性的信息以及有关预后的大量信息。

“现在我将要问一些发生在你成长中的问题。”

儿童期

“你知道母亲在怀你或生你期间有过任何问题吗?”

- 围生期并发症

“你知道自己说话和走路的年龄是几岁，比同龄人晚吗?”

- 学习困难
- 发育障碍
- 精神分裂症病前情况

“你对儿童期早期有重大幸福或悲伤的记忆吗?”

“与你的父母亲关系亲密吗?”

“与你的兄弟姐妹关系亲密吗?”

极少情况下询问：“有些人在年轻时身体或是性方面曾被虐待过，你曾经有过吗?”

教育状况

“你的成绩在班级中是上等、中等，还是下等?”

- 学习困难的程度
- 特殊需求的学校
- 在学校中需要特殊帮助

“在学校中你参加考试吗？获得过任何资格证书吗？什么资格?”

“在学校中有多少朋友？是独来独往吗?”

- 精神分裂症病前人格
- 分裂样人格障碍
- Asperger 综合征

“你曾经侮辱欺负过别人吗？你被别人欺负过吗?”

- 行为障碍
- 儿童期焦虑障碍

“你曾经逃过学或者拒绝去学校吗?”

- 行为障碍
- 儿童期焦虑障碍

"你曾经参加过何种学校活动?"

工作状况

"你获得第一次全职工作时是多大年龄?是何种工作?"
"自从那时开始换过多少次工作?能够简短地列出来吗?"
"最长的工作时间有多长?"
"失业最长的时间有多长?"

性关系

"你能描述一下你自己是异性恋还是同性恋吗?"
"你第一次长时间地与某人保持性关系是什么时候?"
"自从那时开始,你与几个人保持过性关系?"
"哪次时间最长?"
"无性关系的最长时间有多久?"

子女/抚养子女状况

"你有几个子女?谁来照料他们?"
"他们多大了?"
"你或者孩子们接受过任何外来机构的帮助吗?"

社会经历

社会经历能够提供有关精神障碍处理的社会信息。
"你住什么类型的房子?"
"你获得过任何帮助吗?"
"你有多少亲密朋友?多长时间见一次面?"
"多长时间看一次你的家人?"
"你的经济来源是什么?"
"你有过经济上的烦恼吗?"

药物和酒精史

简短地列出**目前使用**的药物和酒精，筛查**依赖综合征**、**戒断状态**和**既往就诊看病的服务联系**(如果精神疾病史长的话，该服务联系可能已经被患者遗忘了)。

目前使用

"你吸烟吗?"
- 数量/天

"你饮酒吗?"
- 平均量/周
- 最大剂量/天
- 禁喝的天数/周

"你喝含有咖啡的饮料吗?"
- 平均量/天

"你吸大麻吗?"
- 平均量/周
- 禁吸的天数/周

"你用可卡因吗?"
- 天数/周
- 克数/天

"你用迷幻剂吗（译者注：又称为"摇头丸"、"亚当"，化学名为亚甲二氧基苯丙胺/MDMA)?"
- 片剂数量/周

"你用可卡因-海洛因混合剂吗?"
- 克数/天

"你吸海洛因吗?"
- 克数/天

"你用其他物质吗?"
- LSD（麦角酸二乙基酰胺）
- 氯胺酮
- GHB（译者注：又称为γ-羟丁酸、液体迷魂药、"G"毒）

"你认为使用这些物质会成为问题吗？什么时候认为的?"

饮酒情况

仅仅用于提示时间：

"饮酒对你的生理、心理和社会功能有影响吗?"
- 有害使用

"你有过不顾一切地强制饮酒吗?"

- 依赖综合征

"你注意到你饮用的剂量在不断增大吗?"

- 依赖综合征

"当你减少或中断酒精时，有过戒断综合征吗，即感到恶心、呕吐、震颤等?"

- 依赖综合征

"你有过需要更多的剂量来获得相同的效果吗?"

- 依赖综合征

"你有过变得专注于吸食各种精神活性物质吗?"

- 依赖综合征

"你有过不管任何后果地继续使用精神活性物质吗?"

- 依赖综合征

戒断状态和既往就诊看病的服务联系

"你有过戒断并发症吗?"

- 精神科并发症
- 医学并发症（抽搐、感染、震颤谵妄、Wernicke 脑病）
- 既往因戒断入院，为什么?

"你有过因为药物/酒精问题而寻求帮助吗?"

- 与特殊的专家小组联系过
- 脱毒
- 康复

司法史

"你与警察有过任何纠缠和麻烦吗?"

"你被控告过多少次? 被判有罪多少次?"

如果较少控告/判罪：

"第一次被控告的时间是什么时候? 被判有罪吗? 判决结果是什么? 在被控告过程中，你看过精神科医师吗?"

对其他的控告重复上述问题。

如果多次被控告/判罪：

“第一次和最后一次被判罪是什么时候？”

“你能列出被判有罪的情况及其判决结果吗？”

病前人格

病前人格包括两部分：第一部分是勾勒出患者的病前性格，第二部分是筛查人格障碍的特征。

人格特征

“我将询问一些有关你发病之前的情况。”

“你如何描述你自己的性格？”

“主要的优点是什么？”

“弱点是什么？”

“在你患病之前，你是如何与别人相处的？”

“你喜欢与别人共同消磨时间吗？喜欢与单位的同事共同消磨时间吗？”

“你愿意把自己看成一名宗教人士吗？您有什么重要的、特殊的道德观吗？”

“你有什么特殊爱好吗？你喜欢通过何种方式娱乐？”

“你是否经常爱幻想或经常有某种梦想？”

“你如何描述你患病前的心情？比如你是一个愉快的人、随和的人、不易发脾气的人，还是对事物感到紧张和焦虑的人？”

“面临压力时，你通常的反应是什么？”

筛查人格障碍

如果患者对下列任一问题回答“是”，那么就考虑相关的诊断标准。

“你发现自己难以信任别人吗？”

- 偏执型

“总的来说，你倾向于认为人际关系对你不重要，是吗？”

- 分裂样

“你经常与别人争论吗？通常是谁的错？”

- 反社会型/社会紊乱型

“在人际关系中，你经常担心被拒绝或被遗弃吗?”

● 边缘型

“你是一个完美主义者吗？有过因为完美导致与别人的冲突吗?”

● 强迫型

“在社交场合中你常常感到不舒适吗？有过因为不舒适而导致逃避吗?”

● 回避型

“你发现自己经常难以下定决心吗?”

● 依赖型

第2章

精神状态检查

好的精神状态检查应该简短、明了、完整。

除了外表外，要用精神病理学词汇描述。精神病理学描述越精确，就越简洁。这样的精神状态检查便能准确地描绘患者当前的状态，现病史就更具价值。

外表与行为

描述患者总体的外在表现和健康状况、穿着情况、个人卫生状况。

运动活动的程度是低度、正常还是高度？要判断：

- 面部表情的程度
- 姿势的程度
- ·般活动的程度

描述记录任何明显的阳性或阴性神经系统症状。

- 震颤
- 肌张力障碍
- 静坐不能
- 迟发性运动障碍

描述记录患者总体的行为。

- 茫然
- 猜疑
- 焦虑
- 易怒
- 注意力分散

描述记录患者对检查者和晤谈的总体态度。

- 眼神接触
- 医患关系

言语

很难把言语和思维分开并把言语分成不同部分。不同的人使用不同的术语和定义，既不一致也不通用［例如“速度(rate)”、“节奏（rhythm)”、“语调（tone)”的准确意义是什么，它是如何等同于“形式（form)”、“流量（flow)”和“重点(focus)”的］。

通俗的做法是记录所有的异常，然后再评估自发性、语速和语量。

异常的精神症状

- 病理性赘述
- 思维脱轨（derailment）
- 思维奔逸
- 思想中断
- 意联
- 语词新作

异常的神经系统症状

- 构音障碍
- 言语障碍
- 发声障碍
- 持续言语

总体特征

言语是自发的吗？
言语的节奏是慢、正常、快，还是有一定压力？
言语的语量是少、正常，还是过量？

心境与情感

评估患者的情感、情绪、焦虑和当前自杀意念或攻击意念。

情感

情感在这里的定义是指在评估时患者所处的情感状态。
“主观上，他的情绪是……（用患者自己的语言说）”
“客观上，他的情绪是……”

- 焦虑
- 易变化
- 易激惹
- 不协调
- 淡漠

心境

这里的心境解释为患者一段时间（既往两周）的情绪状态。

“你能描述一下近两周来的心理感受如何（用患者的话来表达）吗？”

- 心境障碍的强度（轻度、中度、重度）
- 昼夜变化情况

“你睡眠情况如何？几点上床？几点入睡？几点醒来？你白天会小睡一会儿吗？”

- 入睡困难（初段失眠）
- 睡眠浅（中段失眠）
- 早醒（末段失眠）

“与平常相比，你的精力旺盛、减少还是与平常一样？”

- 部分/完全无反应性
- 精力过度旺盛

“最近食欲有变化吗？体重增加了还是减轻了？”

- 体重减轻/时间

“最近对性的兴趣变化了吗？”

- 性欲减退/增强

“你的注意力集中有困难吗？”

- 注意力不集中
- 注意力分散、随境转移

“最近几周以来，对你而言，焦虑已成为问题了吗？”

- 焦虑的强度（轻度、中度、重度）
- 广场恐怖症
- 社交恐怖症
- 广泛性焦虑障碍
- 惊恐发作——发作的频率

自杀或攻击意念

“有时，当人们苦恼时，会想放弃生命。你曾经有过吗？”

“你能描述这些想法吗？”

- 被动自杀——没有主动结束自己生命的想法，但是愿意，比如永远地睡着
- 没有有目的地去主动自杀——有主动结束自己生命的想法，但是没有有目的地去自杀，比如因为家庭的影响
- 矛盾自杀

- 有目的地去主动自杀——详细的计划是什么？实施自杀的计划紧迫吗？

"你有过伤害别人的想法吗？"

- 动机——攻击行为是精神疾病的结果吗？
- 目的——详细的计划是什么？执行计划紧迫吗？

思维

下列为筛查思维异常提供了一条捷径。从筛选异常的思维（内容）开始。如果存在思维异常，则要确定异常思维内容的类型。

内容

"你曾经感到有些人试图以某种方式伤害你吗？"

被害

"你曾经感到你的生活被某种方式干扰吗？如你被跟踪或被监视？"

- 片断的
- 牵连观念

"患者感到威胁了吗？"

被动现象

"你曾经担心有人可能控制你的思维、行为或感觉吗？"

- 思维被撤走
- 思维被插入
- 思维被播散
- 被动行为
- 被动情感
- 被动体验

夸大

"你在某些方面有特殊的才能吗？在某些方面你感到比别人好或有使命任务吗？"

- 权力
- 使命任务

宗教

“你信奉宗教吗？你感到与神/上帝有特殊关系吗？你能描述这种特殊关系吗？”

罪恶

“你感到对什么东西有罪过吗？是什么罪过？”

虚无

“有时，人们在某种程度上感到自身解体或消失。你曾经出现过吗？”

疑病

“你担心自己患有某种疾病吗？什么疾病？”

钟情妄想

“你感到与某人有一种亲密关系吗？”

病理性嫉妒

“你有过担心你的配偶可能对你不忠吗？”

侵扰

“你担心你正在受到某些东西侵扰，如你的皮肤上安有窃听器吗？”

身份识别错误

“你有过担心你所知道的人被别人冒名顶替了吗？”

确定异常想法的类型

对于每个异常想法内容：

强迫

“你虽然认为自己存在荒唐和不真实的想法，但是仍忍不住地思考吗？”

超价观念

“有什么事情尽管你认真地对待，但是总体上来说这些事情却可能是不真实的吗？”

妄想

“你绝对相信那是真的吗？”

感知觉

筛查异常的感知觉（**内容**）。如果存在感知觉异常，则确定异常的程度。

内容

听觉

“有时，人们会说他们能听到别人听不到的声音。你出现过这种情况吗？”

- 第三人称的听幻觉
- 声音来源于自己体内
- 命令性听幻觉

视觉

“你有过看到别人看不到的东西吗？”

触觉

“你有过感到皮肤上有特别的或可怕的感觉吗？”

嗅觉

“你有过闻到别人闻不到的气味吗？”

味觉

“你有过觉得食物有奇怪的味道吗？”

确定异常感知觉的类型

鉴别假性幻觉、幻觉和错觉。

错觉

是对客观真实刺激的一种不正确的、歪曲的知觉。

假性幻觉

- 感知觉来源于内心
- 缺乏正常感知觉的物质基础
- 自知力完整或部分完整

幻觉

- 感知觉来源于外界
- 难以与现实相区分
- 无自知力

如果主诉是不同种的幻觉和假性幻觉，则自知力的存在或缺少通常是衡量严重程度的标准。

认知状态

合理的做法是应用 Folstein 简易智能状态检查量表（表 2.1）筛查，如果有阳性发现，则继续更详细的检查（表 2.2）。

自知力

自知力的概念是一个虽然复杂但没有争议的概念。目前，普遍认同的概念非常简单明了。

“你认为你有什么精神疾病吗?”

“你认为它是一种疾病吗?”

“你认为你需要治疗或者需要住院治疗吗?”

进一步询问的要点

“如果你正在接受治疗，你认为你必须持续采用该种治疗方式吗？这种治疗对你有帮助吗?”

“你认为你有必要在社区中继续随访和治疗吗?”

“你会考虑心理治疗吗?”

表 2.1　Folstein 简易智能状态检查量表

		检查内容	记分	分值
1	定向力	现在是哪一年?	□	1
		现在是什么季节?	□	1
		今天是几号?	□	1
		今天是星期几?	□	1
		现在是几月份?	□	1
2	定向力	我们现在是在哪个国家?	□	1
		我们现在是在哪个城市?	□	1
		我们现在是在哪个城区?	□	1
		这里是哪个医院?	□	1
		这里是第几层楼?	□	1
3	复述	我告诉你三样东西，在我说完之后请你重复一遍它们的名字，“钟”、“旗”、“树”。请你记住，过一会儿我还要你回忆出它们的名字来	钟□ 旗□ 树□	3
4	注意力	倒着拼写“world”	□	5
5	回忆	现在请你说出刚才我让你记住的那三种东西的名字	钟□ 旗□ 树□	3
6		（出示手表）这个东西叫什么?	□	2
		（出示铅笔）这个东西叫什么?	□	
7		请你跟我说:“没有，如果，并且，但是”	□	1
8		请你念念这句话，并按上面的意思去做:“闭上你的眼睛”	□	1
9		我给你一张纸，请你按我说的去做，现在开始:“用右手拿一张纸”，“对折”，“放在地上”	□	3
10		请你给我写一个完整的句子（句子应该包括主语、谓语并且有意义）	□	3
11		（出示图案）请你按这个样子把它画下来（图在下面） 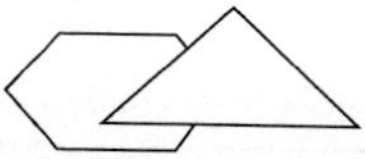	□	1
		总分		30

表 2.2　二线认知评估

额叶
语言流畅（优势叶） 1 分钟内以相同的字母开始说出的单词数量（超过 15 个是正常）
原始反射 *抓握反射* 当从两手的尺侧缘伸进其手心，轻压手掌，患者会紧紧抓住你的手指
噘嘴反射 轻叩上唇中线引起唇肌收缩，口唇噘起
掌颏反射 用钝针轻划或用针刺手掌大鱼际部皮肤，引起同侧下颌部颏肌收缩
抽象推理 评估解释言语的能力
认知评估 如埃菲尔铁塔有多高
顶叶
优势叶
接受性语言障碍
Gerstmann 综合征 手指认知障碍、计算障碍、左/右方向分不清、书写困难
非优势叶
地形迷失方向 迷路，不能学会新的路线
结构性失用症 临摹困难，如不能临摹三维立方体
感觉忽略 患者忽略物体的另一半（如画钟表时只能画一半，化妆时只化妆半侧脸）

续表

颞叶
优势叶
接受性语言障碍
记忆障碍（尤其是语言）
非优势叶
视觉空间缺损 如识别面孔和物体困难
失乐症 无法识别音乐的旋律、节奏、音色和情感意义
记忆障碍（尤其是非语言）
枕叶
视野缺损 皮质盲——双侧 对侧同向性偏盲——单侧 盲点——局灶
视幻觉
视觉对象的认识不能
无书写困难的失读

临床检查

临床检查作为临床评估的一部分，包括背景信息、躯体检查和心理测试。

背景信息

背景信息有助于风险评估、确定诊断和精神障碍的处理。

背景信息来自于若干潜在的信息源。有些信息源容易获得，有些则需要追问。追问的长度取决于病例的复杂程度和采集信息者的实践经验。

潜在的信息源

- 相关病史
- 既往精神疾病记录
- 全科医师的记录
- 精神科专家的记录（如药物和酒精、司法服务等）
- 临床心理记录
- 其他医学专业的记录
- 缓刑文件
- 监狱犯人的医疗记录
- 法庭报告
- 社会服务记录

躯体检查

躯体检查对于精神疾病处理的重要性有三个方面：一是必须排除器质性或药物所致精神障碍；二是必须确定精神疾病患者的躯体状况和物质滥用所致的躯体疾病；三是药物监测工作的一部分。

（表 3.2 列出了在精神科最常见的躯体检查。）

筛查器质性精神障碍

表 3.1 列出的躯体疾病常出现在下列精神障碍中：

- 痴呆
- 谵妄
- 器质性精神障碍
- 器质性情感障碍
- 器质性焦虑障碍

筛查精神疾病患者的躯体状况

躯体并发症的发生和类型在不同个体间的差异不同。比如脱水、营养不良和感染（表 3.2），必须排除酒精滥用的潜在损害。

表 3.1　可出现精神障碍症状的躯体疾病

贫血
电解质紊乱
低血糖
肝功能损害
甲状腺功能低下/亢进
Addison 病/Cushing 综合征
低钙血症/高钙血症
叶酸缺乏症
维生素 B_{12} 缺乏症
心肌缺血
肺内恶性肿瘤
所有脑内病理改变
颞叶癫痫

表 3.2 精神疾病评估中的躯体检查和相关异常结果(未包括所有的医学检查)

检查/提示	异常结果
全血细胞计数	贫血 白细胞升高 MCV 升高——酒精滥用
尿和电解质	脱水 电解质紊乱
血糖	低血糖
肝功能	酒精性肝炎 病毒性肝炎 低白蛋白—— 营养 肝衰竭
γ-GT	γ-GT 升高
甲状腺功能	甲状腺功能低下 甲状腺功能亢进
血钙	低钙血症 高钙血症
9a. m. 血清皮质醇	低皮质醇（继续促肾上腺皮质激素刺激） 高皮质醇（继续地塞米松抑制检查）
血清叶酸	叶酸缺乏症
维生素 B_{12}	维生素 B_{12} 缺乏症
血清催乳素（抗精神病药物应用前）	高催乳素血症
ECG	缺血性心脏病 QTc 间期
胸部 X 片（如果吸烟/大于 50 岁）	任何肺部恶性肿瘤
脑 CT（如果有认知损害、精神症状及任何脑病理改变的证据）	任何脑病理改变
脑 MRI（尽管脑 CT 无阳性结果，但有脑病理改变的明显证据）*	任何脑病理改变

续表

检查/提示	异常结果
EEG（如果有认知损害、精神症状及任何脑病理改变的证据）	显著的 δ 波提示谵妄或痴呆。尖波或棘波提示癫痫
尿毒品筛查	任何阳性结果（毒品所致精神障碍）
MSU（如果患者意识模糊）	UTI

* 对绝大多数疾病而言，尽管 MRI 比 CT 更敏感，但是 MRI 价格贵，容易引起幽闭恐惧症且不方便。因此，MRI 常作为二线脑影像学检查方法

MCV：平均红细胞体积；γ - GT：γ -谷氨酰转肽酶；ECG：心电图；CT：计算机 X 线断层扫描；MRI：核磁共振；EEG：脑电图；MSU：中段尿标本检查；UTI：泌尿道感染

药物监测

指南的最新变化不包括在此。

心理测试

不像躯体检查一样，心理测试（主要是评定量表）并不是必需的常规检查。这是因为许多心理测试与精神评估的内容相似。

此外，心理测试主要是用于研究，应用于临床较为困难。心理测试是一个快速发展的领域。其临床应用包括克服受试者的戒心、监测患者疾病进展，并帮助医生作出诊断。

克服受试者的戒心

人们因为许多原因包括对精神疾病感到羞耻等而出现戒心。问卷可以提供一个较少干扰就能获得如思维内容或性心理史等重要信息的方式。

监测疾病进展

测试必须具有满意的重测信度，且能够为测量疾病进展提供一种客观、标准化的方法。

帮助作出诊断

该过程是综合信息作出诊断的过程，包括两部分。诊断量表评估有助于诊断，但是因为耗时，通常作为二线测量方法。

临床心理学家通常应用一系列测试，综合这些结果有助于诊断。因此，确定某一心理测试是否具有诊断价值的最有效方式是向心理学家咨询。

然而，重要的是要建立与 ICD－10 诊断标准有良好信度的心理学结论。

第 4 章

鉴别诊断

诊断过程的第一步是列出鉴别诊断。第二步是利用随后几周/几个月时间来确定患者最符合哪一个诊断。本书中的第二步称为“明确诊断”，将在第5章中讨论。

列出鉴别诊断需要对诊断标准有详细完整的掌握和临床经验。可分为下列步骤：

1. 针对主诉列出所有可能的不同诊断，并明确最可能的诊断。通常最多选择五种可能的诊断。但是即使诊断很明显，如无躯体检查结果和相关病史资料仍然不能够排除器质性精神障碍和物质所致精神障碍。

2. 确定哪一个精神障碍的诊断标准最符合患者。如果某一精神障碍的诊断标准最符合患者，则该精神障碍应是最佳诊断。按照符合诊断标准的程度依次列出其他精神障碍加以鉴别。可用第3章中所列出的次要诊断要点和该精神障碍的相关患病率来加以调整诊断。

3. 把所有重要的诊断标准和次要诊断要点纳入到最初处理计划中。诊断标准和次要诊断要点的信息是需要明确和确定诊断的信息。早期识别这些信息有助于提高诊断的效率并且为专业的临床检查做好准备。

处　理

处理患者包括三步：

1. 风险处理：不管是门诊初步评估还是长期住院患者的每月病房评估，在每一项临床评估中，保证患者安全是首要考虑的任务。一旦风险评估完成，就要把全部注意力集中在随后的步骤上。

2. 确定诊断：所有源于诊断的治疗步骤必须是基于循证医学的结果。因此，人们不应该在确定诊断前就开始治疗，如焦虑症状是一个常见症状，在未确定诊断前不应该马上予以治疗。

3. 基础疾病的治疗：一旦确定诊断，就要治疗基础疾病。

短期风险处理

概述

可把风险分为以下种类：

对患者自身造成的风险：

1. 由于故意自伤或自杀
2. 由于自我疏忽（negligence）
3. 由于易受他人伤害

患者对他人造成的风险：

1. 通过攻击他人
2. 通过对他人疏忽

上述每一个临床表现均应予以详细描述。完成评估以后，定量评估短期内的风险是属于高风险、中风险，还是低风险。

量化短期风险的方法是依据保证患者安全所需的最低条件。

表 5.1 显示，安全水平包括两部分：必需的治疗环境和观察条件。实践中，可估算出确保患者安全所需的最低条件。比如：

“P 先生短期内自我伤害的程度是低风险，因此保证患者安全的最低条件是其护理协调员在社区中的监督。P 先生没有表现出短期内其他任何伤害自己或攻击他人的风险。”

表 5.1 确定患者所需安全条件的最低限度的两个部分

治疗环境	观察条件
在社区	与护理协调员正常的接触条件
日间医院	与家属在一起
开放病房	CPN 管理
ICU	危机干预小组
隔离病房	全面病房监护
司法单位（在短期内不太可能）	15 分钟的观察和监护
（由于攻击别人）留在警察局/派出所	持续观察和监护

"Y 女士短期内因为疏忽表现出的自我伤害程度是中风险，因此她必须进入开放的精神科病房并且予以全面护理观察。"

还有许多其他风险处理的方法，如镇静。但是这些方法的绝大部分都包含在该患者的基本精神障碍的治疗中。

当然，遵守当地政策是很重要的，如要完成关于风险评估的表格。

由于蓄意自伤或自杀造成对患者自身的风险

标准化的自杀风险评估表格已常规使用，但必须符合当地的政策规定。

下列五点必须始终考虑，以先后顺序代表其重要程度。第一点是最重要的，即自杀意念的目前程度。第五点是出现在特定群体中的风险因素。

1. 自杀意念的目前程度如何?

- 无自杀意念
- 被动自杀（即很乐意永远不再醒来，但不会采取积极的措施）

- 在没有外界影响时（如孩子、父母）会主动自杀
- 对自杀处于矛盾心理（尽管有外力控制）
- 主动自杀（如何计划的）

2. 既往自杀企图

- 既往自杀企图的次数
- 有多少次是危险的（通过需要医疗干预的数量来确定）

3. 患者病史的可信程度如何？

- 相关病史有不同吗？
- 有无证据显示患者是被监护的？
- 患者有精神疾病吗？
- 合并酒精/物质滥用吗？

4. 患者的社会支持程度如何？

- 患者和谁住在一起？
- 患者获得的最大支持是什么？

5. 自杀的流行病学危险因素

由于疏忽对患者自身造成的风险

有多种形式：

- 对个人卫生/个人保健的疏忽——卫生保健、饮食不足、脱水、对医学治疗的依从性差、经济因素
- 对认知损害的疏忽——流浪，让煤气处于打开状态
- 对社会定位的疏忽（由于不恰当的行为）

由于易受他人伤害对患者造成的风险

包括：

- 由于思维混乱/行为紊乱使自己易受到他人的伤害，即当面对社会上的侵害行为时，不能保护自己
- 由于挑衅使自己易受到他人的伤害，即失控/攻击行为使得患者成为物质滥用的目标人群

由于攻击对他人造成的风险

如是自杀案例，则必须按照当地的政策处理。

考虑的要点与有关自杀的要点相似。

第一步是确定攻击行为是否为精神疾病的一个临床表现。讨论详见 p. 108。

1. 攻击意念的目前程度如何?

- 无攻击意念
- 不带目的性的攻击意念
- 如果没有外在控制（如威胁隔离），则发生主动攻击
- 对攻击的矛盾心理（尽管有外在控制力）
- 主动攻击（其计划是什么）

2. 既往攻击

- 既往攻击行为的次数
- 攻击行为的危险次数（通过所使用的方法和伤害受害者的数量来量化）
- 悔恨感（避免引导性问题）
- 冲动行为

3. 患者病史的可信程度如何?

- 相关病史有不同吗?
- 有证据显示患者是处于戒备状态吗?
- 患者有精神疾病吗?
- 合并物质滥用（物质滥用能增加冲动行为）吗?

4. 流行病学危险因素

由于疏忽对他人造成的风险

通常指的是对家属的风险，尤其是需要照料的孩子、学习困难者及老年人等。儿童保护服务中心接收该类孩子的条件必须很低。

明确诊断

确保患者安全后，下一步就是明确患者的诊断。确定诊断对于采取针对性的治疗措施很重要，因为不同的诊断有不同的治疗流程。而且所有的精神科药物都可能对精神状态有不可预测的影响。因此，在未确定诊断前就使用药物治疗会使临床症状变得复杂，将使精神疾病本身的临床表现和药物的不良反应相混淆。

虽然明确诊断有三个步骤，但是如果某一诊断步骤仍未确定，也需要进行下一步的诊断。

初期的评估

包括：

- 更详细地评估精神状态以确定最佳诊断，也可要求患者住院治疗
- 收集所有明显的次要鉴别要点
- 如果有任何有效的（即与 ICD－10 有良好的一致性）心理测试结果则咨询心理学家

诊断性试验

如果仍然不能够在两种障碍中鉴别出来，则考虑诊断性试验。诊断性试验是最合适的方法，如针对抑郁性障碍的鉴别诊断，抗抑郁药物治疗有最好的疗效（大约 40%），但问题是疗效仅有 40%。因此，对完整充分的诊断性试验仍无疗效时不能够排除抑郁性障碍。此外，大约 20%的患者对两种抗抑郁药物的诊断性试验无疗效。那么就继续试用锂盐增效剂，甚至是诊断性的电休克治疗（ECT）吗？

在开始任何诊断性治疗前确定抑郁性障碍更像哪种抑郁性障碍的诊断以及持续多长时间等非常重要。通常的原则是，如果患者对两种抗抑郁药物试用后仍无效，那么就可临时地更换为另一诊断。

作临时性诊断

当无法确诊时，有效的方法是作临时性诊断。这反映了临床精神病学的诊断难处和现有分类体系的不完善。因此定期筛查这些不同的诊断是非常重要的。

精神障碍的处理

所有精神障碍的治疗可分为短期治疗和长期治疗。

短期治疗

短期治疗可进一步分为**药物治疗**、**心理治疗**和**社会干预**。

药物治疗

不同精神障碍的药物治疗方案见第3章。我们把药物治疗分为**急性/难治性阶段**和**维持治疗**。

我们把**急性和难治性疾病**一起讨论，提供一个简单的治疗方案以缓解疾病。对每一案例，我们都要先复习有关的特定治疗方案，然后再提出建议的治疗方案。

在药物治疗前，必须确立一些原则：

1. 要使用最低的有效剂量。这听起来很明白，但作为一般原则，人们对减少维持治疗的剂量持谨慎态度。因此个体的维持治疗方案倾向于通过急性阶段治疗量来确定。实践的结论是要避免草率调整剂量，特别重要的是要确保每一个治疗性试验方案是正确的。

2. 要完成一个治疗性方案，包括滴定最低的治疗剂量和增加到最大的耐受剂量。剂量的调整通常的是在2～6周内完成，要确保药物反应是在可控范围内。

3. 治疗激越和失眠很重要。激越和失眠可发生在任何精神障碍中。只要有可能，镇静应纳入到核心治疗中，如选择具有镇静作用的抗抑郁药物或抗精神病药物。如果适合选用规范化的镇静治疗，那么除非特殊情况，患者均要从“根据需要”的药物治疗中选择药物并进行临床滴定。苯二氮䓬类药物的使用仅限于4周。

4. 使安慰剂效应最大化。安慰剂效应是患者信任医学和医生处方的临床表现。安慰剂效应也是对患者治疗有用的部分。医生应想到当开出处方时就会发生两种治疗过程，其中之一就是应该使该安慰剂效应最大化。安慰剂效应的大小主要依赖于医生本人、医生的专业、医生的同情心以及如何平衡药物治疗效果和患者提供信息不足之间的矛盾。

心理治疗

每一名患者都能从支持性心理咨询（即保持现状）中获益，支持性心理咨询可通过护理协调员（护士或咨询师）提供。“治疗性”心理治疗声称对所有患者有效。选择合适的心理治疗方法是困难的，原因在于：

- 绝大多数心理治疗学习班声称心理治疗有治疗作用
- 依靠循证医学的证据可能对诸如间断干预的认知行为治疗有偏见，因为认知行为治疗更容易通过随机对照试验来衡量
- “矫正治疗”的概念可能本身就存在缺陷。许多有经验的临床心理学家对不同的患者经验性地混合使用不同心理治疗方法
- 在许多服务机构，对各种治疗方法的等候时间/安排由临床心理学家负责，而不是由精神科医生负责和安排

因此，最有效的方法是针对特定患者与临床心理学家进行讨论选择合适的治疗方法。

心理治疗的主要问题是等候时间太长。心理治疗可能适合于那些已经通过药物治疗降低激越或提高注意力的患者。但是对一些患者而言，越早心理干预获益就越早。如果得到适当的训练，精神病学家能够在精神科门诊完成心理治疗。

社会干预

每一名患者均必须考虑到社会干预。目的有两个：

1. 减轻患者的压力。可通过处理促发患者患病的应激因素或协助其日常生活活动（如照看孩子）来减轻患者的压力。

2. 提高患者的生活质量，且使患者安全地重返社会。职业治疗是该过程的基本组成部分。

其他需要注意的要点：

- 在每一个区域，通过社会工作者能够知道各种最好的服务，与社会工作者讨论每一名患者的情况，使服务适合于患者
- 各种干预措施的应用是非常一致的，包括：
  - 如果患者处于社会孤立状态，要考虑团体、俱乐部、日间中心、免费旅游等
  - 如果患者处于失业/经济困难状态，则要考虑推荐给主管福利的官员或相关负责人
  - 如果患者照料孩子有困难，则考虑儿童看护、托儿所等
  - 如果患者能够工作，则考虑招工者、慈善/志愿者的工作、大学课程等
  - 如果患者独立生活能力下降，则考虑使家庭改变或迁到有监控设备的机构、护理之家等
  - 如果考虑到儿童的福利，社会工作小组也将与儿童保护服务机构联系会诊

精神科急症处理

精神科急症处理的通用原则

概述

下面所列是对新患者评估的通用处理方案，其中有很多是不言自明的，但如能坚持，将帮助医师有效地执行。最重要的是要注意到对个体的处理必须始终包括**风险处理**、**明确诊断**和**基础精神障碍的处理**。

第二部分的其他章阐述常见的临床症状。为了避免重复，随后各章仅提供具体的步骤，包括**临床评估**、**风险处理**和**完善诊断**。

在接到患者转诊时

- 尽量从接诊者获得详细的病史
- 如果患者是在有自杀企图后从急诊室转诊过来，则要保证患者已经接受了相关医疗护理，包括检查对乙酰氨基酚和水杨酸的水平以及当地其他可疑药物的中毒量，这些信息非常重要
- 如果诊断谵妄有疑问，则在联络-会诊精神病学支持下入院治疗

在看患者前

- 查看旧的记录
- 明确床位状态
- 考虑是否需要精神科护士或快速应急小组到现场评估

在到达急诊室/病房途中

- 从高年资护士和现场警察处获得病史，记录任何观察到的异常或风险行为
- 看患者前应采取适当的安全措施。确定到现场的人数量/位置和患者可能携带武器/凶器的可能性。当看到患者时，请确保您有一个畅通的出口

- 如果患者需要镇静，必须决定何时实施。如果患者拒绝口服药物，应注意相同剂量的药物注射能够使患者产生更强的镇静作用。这既增加了药物不良反应的风险，也给患者带来不可预计的风险

临床评估

结合病史、精神状态检查和必要的生理检查评估，如果患者是处于攻击或烦躁状态，则可忽略掉家族史、个人史和病前人格。

相关病史

在下列条件下，相关病史特别重要：

- 患者处于自杀、攻击、被监护或精神疾病状态
- 怀疑还有酒精或物质滥用
- 有认知损害

检查

如果还未检查完，则表 3.2 中所列的检查应该考虑。进行这些检查的原因是：

- 筛查器质性精神障碍、谵妄、痴呆
- 筛查酒精/物质滥用的证据
- 药物监测
- 筛查精神障碍的躯体因素

鉴别诊断

基于满足诊断标准的程度、精神障碍的相对发病率和次要诊断要点的出现情况，列出不同的诊断，识别并记录进一步明确鉴别诊断的重要信息。

处理

处理分为风险处理、明确诊断和基础精神障碍的处理。

风险处理

风险处理详见第 5 章，必须遵守当地政策，最基本的有：

- 确定患者对自己和他人存在何种风险
- 确定该风险是低风险、中风险，还是高风险。定量该风险的一种方式是根据保证患者安全的最低条件
- 如果患者需要住院治疗，而患者拒绝住院时，应该与上级医生讨论是否强制入院

明确诊断

进一步来确定哪一种诊断更符合患者，详见 p. 40。

基础精神障碍的处理

一旦诊断确定，就继续按照第三部分有关精神障碍进行处理。只有确定诊断，才能“根据需要”使用处方药物。

第7章

焦虑/激越患者

概述

焦虑是绝大部分精神疾病的固有症状，需要鉴别诊断的范围较广。激越（agitation）（焦虑的行为表现）意味着处于高度焦虑状态，容易与其他导致精神运动性兴奋的原因相混淆，尤其是失控行为和静坐不能。焦虑也能增加自杀的比例。

本章阐述的是普通原发性和继发性焦虑障碍以及类似焦虑的各种综合征。重型精神疾病如精神分裂症不在本章讨论。原发性焦虑障碍的类型存在异质性，是一个临时诊断，不是明确的、准确的诊断。

鉴别诊断

激越、失控行为和静坐不能的临床描述

- **激越**——与焦虑同时出现的、无目的的、坐立不安的、过多的肢体活动，与焦虑的病程相一致
- **失控行为**——忽视正常的社会活动范围的过度兴奋，与心境高涨同时出现，且与心境高涨的病程相一致
- **静坐不能**——继发于抗精神病药物治疗后的主观性和客观性运动不安。焦虑和苦恼可能会出现，但是继发于烦躁不安

可出现激越/焦虑的精神障碍

原发性和继发性焦虑障碍

- 器质性焦虑障碍
- 酒精和药物所致焦虑障碍
- 原发性焦虑障碍：
  - 广泛性焦虑障碍
  - 复杂的恐怖症（complex phobia）（社交恐怖症或广场恐怖症）

- 惊恐障碍
- 创伤后应激综合征（PTSD）
- 适应障碍
- 强迫性障碍（OCD）

常见焦虑障碍的鉴别诊断

- 轻度痴呆
- 物质中毒（包括咖啡因引起的）
- 物质或酒精戒断反应
- 情感障碍（激越性抑郁障碍和混合性情感状态）
- 回避型人格障碍
- 处于危机状态中的边缘型人格障碍
- 失控行为 （p. 58）
- 静坐不能

临床评估

结合病史、精神状态检查和必要的躯体检查结果考虑。要点包括：

- 有重型精神疾病（如精神分裂症）、静坐不能或失控行为的证据吗？
- 社交焦虑的发作是出现在青春期吗？
- 焦虑和躯体疾病或物质滥用间有时间先后关系吗？
- 患者患有抑郁性障碍吗？
- 焦虑的模式是什么？
- 有轻度认知损害的证据吗？
- 患者易接受认知行为治疗（CBT）吗？有可逆性的社会触发因素吗？

风险处理

继发于焦虑和激越的自杀能够通过快速镇静而缓解。

明确诊断

在制订治疗方案前需要（临时性）诊断。下面列出了一些特殊的诊断问题：

鉴别痴呆早期和焦虑障碍

记忆缺损和焦虑/激越是（老年人的）焦虑障碍与痴呆早期容易相混淆的两个临床症状。记忆缺损的讨论见第 14 章 (p. 97)。

对于焦虑，情绪控制的减弱（包括激越）是痴呆 ICD-10 标准的一个核心特征，也是痴呆 DSM-Ⅳ标准的特征之一。激越也是痴呆的临床特征。鉴别这两种障碍的原则要点见 p. 97。在明确排除痴呆之前，针对晚发性焦虑要予以连续的、常规的认知评估。

鉴别器质性或药物/酒精所致焦虑障碍与原发性焦虑障碍共病酒精/药物滥用或器质性疾病

这些诊断原则详见 p. 140（器质性障碍）和 p. 152（药物或酒精所致障碍）。

鉴别（合并心境低落的）焦虑障碍和激越性抑郁障碍或混合性情感状态

这三种障碍均能出现心境低落和焦虑。此外，与抑郁性障碍有关的焦虑形式可表现为任何形式（即惊恐发作、恐惧或广泛性焦虑）。

鉴别要点是：

- 最符合哪一个诊断标准？
- 如果符合一个以上，则哪一个更严重？

- 首先出现的是哪一个障碍？
- 哪一个障碍的次要诊断要点更突出？
- 特定疾病的治疗如 ECT 可反过来验证临时性诊断

鉴别慢性社交恐怖症和回避型人格障碍

这两个障碍是可以区分的。因为回避型人格障碍的诊断标准集中在社交焦虑。回避型人格障碍的发病必须在青春期或成年早期。如对 CBT 或选择性 5-羟色胺再摄取抑制剂（SSRI）抗抑郁药物快速有效的话，则更倾向于社交恐怖症。

是哪一个原发性焦虑障碍？

尽管不同教科书中针对不同的原发性焦虑障碍的鉴别点写得直截了当，但是在临床实际工作中通常是难以区别的。如在社交场合中广泛性焦虑障碍可能明显恶化和加重。尽管其可能反映了相同的病因学，但是在疾病的药物治疗方面的变化需要一个特定的诊断。第 31 章列出的次要诊断要点是许多焦虑障碍共有的，不同的药物治疗的方案就有不同的药物治疗试验。

鉴别要点是：

- 哪一种疾病的模式最具有残疾性/使人功能残疾？
- 首先出现的是哪种疾病模式？
- 有关的诊断标准能够提供指导吗？如 ICD-10 标准中，广场恐怖症和惊恐障碍的共病是予以个别编码的

基础精神障碍的处理

一旦诊断确定，就继续按照第三部分有关精神障碍进行处理。只有确定诊断，才能“根据需要”使用处方药物。

躁狂/失控行为患者

概述

躁狂是包含心境高涨和诊断标准中其他特征的一种综合征。躁狂发作可是原发症状也可是继发症状。心境高涨也可见于其他精神障碍或其他精神障碍中的类躁狂综合征。与心境高涨有关的精神运动性兴奋也可与由激越或静坐不能引起的精神运动性兴奋相混淆。

社会性失控行为（social disinhibition）可能使临床医生处于危险境地。在此情况下，重要的是保持冷静、尊重和适度的镇定。也有必要提示别人要保持冷静。风险处理必须包括因疏忽产生的风险（如过度支出/消费、当众羞辱）和因易受他人伤害而产生的风险。

鉴别诊断

原发和继发躁狂障碍

- 器质性的躁狂发作
- 物质滥用所致的躁狂发作
- 分裂情感性障碍（当前是躁狂发作）
- 躁狂发作（首次发作或是双相情感障碍中的一部分）

类躁狂障碍的疾病

- 额叶综合征
- 药物中毒
- 情感反应不协调的精神分裂症
- （继发于任何精神疾病的）激越
- 静坐不能

临床评估

对患者的病史、精神状态检查及必要的体格检查综合考虑。尤其应包括以下几点：

- 患者是否符合躁狂或轻躁狂的诊断标准?
- 如符合，此次发作与躯体疾病、物质滥用、分裂样症状有什么关系？是否有双相情感障碍（BPAD）家族史?
- 如不符合，除外激越、静坐不能和精神分裂症的荒唐情感（fatuous mood）。寻找额叶损害的证据（如尿失禁、局灶症状等）以及检查尿液中的毒物成分

风险处理

躁狂患者存在各种伤害自己和他人的风险。总之，要通过恰当的治疗方案来确认/量化最大的风险性。

明确诊断

明确诊断的原则详见 p. 40。下面讨论的特殊问题概括于表 8.1。

鉴别器质性或药物/酒精所致的情感障碍还是原发性情感障碍共病酒精/药物或器质性疾病

本讨论见 p. 140（器质性障碍）和 p. 152（药物或酒精所致精神障碍）。

鉴别药物所致的躁狂与药物中毒

药物中毒与药物/酒精中毒所致障碍不同，药物/酒精中毒所致障碍的躁狂可随着药物在体内代谢或排出体外而恢复正常。对于处于监测的患者，可通过随机的药物检测试验排除是否为药物中毒。假样本能够通过检测所开处方药物的浓度予以监测。

表 8.1　躁狂患者的鉴别诊断

	心境	精神症状	行为	其他
药物/酒精/器质性躁狂发作	满足（轻）躁狂发作的诊断标准	仅仅出现在躁狂状态下	失控行为	颞叶损害与可能的物质/器质性疾病有关
躁狂发作	满足（轻）躁狂发作的诊断标准	仅仅出现在躁狂状态，典型的心境协调	失控行为	BPAD 的次要诊断要点
分裂情感性障碍（SAD）	满足躁狂发作的诊断标准	依 ICD－10 标准，分裂样症状必须大于 2 周，（部分）与躁狂发作重叠；依 DSM 标准，符合精神分裂症的诊断标准，没有情感症状时，分裂样症状存在至少 2 周	失控行为	SAD 的次要诊断要点

续表

	心境	精神症状	行为	其他
精神分裂症	不协调性/荒唐	分裂样症状持续1个月	激越	精神分裂症的次要诊断要点
额叶综合征	不完全满足（轻）躁狂发作的诊断标准	夸大	失控行为	有关额叶的证据
激越	焦虑	与原发性诊断相一致	无目的地活动	原发性诊断的诊断标准
静坐不能	主观性运动不安	与原发性诊断相一致	客观性运动不安	服用的抗精神病药物

有首级症状和情感异常的患者是精神分裂症、分裂情感性障碍还是一种躁狂障碍？

有关上述诊断的讨论见第28章（分裂情感性障碍）。诊断的基本原则概括在表8.1。精神分裂症的“不协调性/荒唐心境”是一种很难定义的状态，在此种状态下患者处于笑和轻度愉悦状态但是不符合情感障碍的标准。表10.1（常见精神障碍的特征）包括类似的信息。

鉴别躁狂与额叶综合征

额叶综合征能表现出抑郁状态和躁狂。如果患者患有痴呆、晚发性躁狂发作或有额叶综合征的其他临床证据，则应该怀疑其是否为额叶综合征。

鉴别要点：

- MRI 显示额叶有改变。即使 MRI 正常，也不能绝对除外额叶综合征
- 与心理学家讨论量表评定是否可鉴别躁狂和额叶综合征
- 丙戊酸盐对两种障碍均有效，但是通常锂盐仅对躁狂有效
- 如果 MRI 能显示出额叶病理变化并且完全符合躁狂发作的诊断标准，则最佳的诊断应该是器质性情感障碍

基础精神障碍的处理

一旦诊断确定，就继续按照第三部分有关精神障碍进行处理。只有确定诊断，才能“根据需要”使用处方药物。

失　　眠

概述

失眠令人极其痛苦，其终身患病率高，可分为原发性失眠和继发于躯体疾病或精神疾病的失眠。

鉴别诊断

- 原发性失眠
- 与年龄相关的睡眠减少
- 酒精/药物（包括咖啡因）引起的失眠
- 继发于精神疾病的失眠
- 继发于躯体不适的失眠（如疼痛/端坐呼吸）

临床评估

- 详细记录睡眠方式
- 失眠是否同时伴发精神疾病或物质滥用?
- 失眠是否是继发于躯体疾病的症状?
- 有失眠相关认知症状（如期待性焦虑/灾难性的错误解释）吗?

风险处理

必须全面评估。与失眠相关的自杀既是原发障碍的症状，也是其继发并发症。

明确诊断

识别失眠通常很简单。特殊的问题包括：

鉴别继发心境低落的失眠和抑郁性障碍

当失眠是抑郁性障碍的一个特征（或前驱症状）时，失眠和继发性疲倦均能导致心境低落。

- 如果满足抑郁性障碍的诊断标准，那么抑郁性障碍应该是原发性诊断，并且给予其治疗
- 如果诊断不清楚，使用催眠药短期试验性治疗（见下文），并且给予患者有关睡眠卫生的建议可快速地帮助辨别心境低落是否由疲倦所导致

鉴别物质所致失眠和偶然误用或持续滥用物质引起的失眠

这两者很难鉴别。不论诊断如何，建议患者完全戒瘾。

基础精神障碍的处理

如果精神障碍被确诊，则治疗详细见第三部分。通过治疗基础精神障碍和改善睡眠卫生来治疗继发性失眠。已经接受精神药物治疗的住院患者能通过选择或者替换为有镇静作用的抗精神病药来最大限度地减少催眠药的使用剂量。

如果要予以试验性催眠治疗，则要确保初始剂量是足剂量的。应避免长期使用催眠药物。

妄想患者

概述

出现妄想提示这是一种精神障碍。妄想有时能与其他不正常的思维形式（强迫观念或超价观念）相混淆，有时也与现实相混淆。

精神障碍是一组异质性疾病，事实上，某种精神障碍的鉴别诊断可能是其下面所列诊断的亚型。精神障碍的出现增加了早期使用镇静药物的风险和可能性。

鉴别诊断

思维形式异常的解释

- **妄想**——是一种与现实和患者社会环境不符且不可能实现的固有的错误信念
- **超价观念**——是一种在意识中占主导地位的错误观念。常常有一定的事实基础，但是患者的这种观念是片面的，与实际情况有出入。只是由于患者的这种观念带有强烈的感情色彩，因而患者才坚持这种观念不能自拔，并且明显地影响到患者的行为（译者注：超价观念与妄想的区别在于其形成有一定的性格基础和现实基础，内容比较符合客观实际，伴有强烈的情绪体验，而且超价观念不会表现出逻辑推理错误）
- **强迫观念**——是指反复地、持续地进入患者意识领域的思想、表象、情绪或意向。患者意识到这些是没有现实意义的，想摆脱、对抗这些心理活动，但又无能为力，因此感到苦恼

常见精神障碍

- 伴发精神症状的痴呆
- 谵妄
- 器质性精神障碍
- 药物所致精神障碍
- 精神分裂症
- 分裂情感性障碍
- 持久的妄想性障碍
- 伴有精神病性症状的重度抑郁发作
- 伴有精神病性症状的躁狂发作

类精神障碍的情况（典型的超价观念或强迫思维）

- 非精神病性的躁狂性夸大
- 抑郁性障碍的非精神病性负性认知

- 强迫性障碍
- 疑病障碍/躯体形式障碍
- 反社会型人格障碍和偏执型人格障碍（偏执观念）
- 分裂样人格障碍
- 合理的或基于文化的观念

临床评估

通过对患者的病史、精神状态检查及必要的体格检查综合考虑。

要点：

● 思维形式是什么：妄想、超价观念，还是强迫观念？内容是以现实为基础的吗？如果没有异常发现，患者需要监护吗？

如果证实是妄想：

● 妄想的本质（内容）是什么？

● 与幻觉、心境状态、躯体疾病和物质滥用的时间关系是什么？

● 有意识波动或认知缺损吗？

● 妄想所造成的风险如何？

风险处理

妄想能影响风险的每个方面。需要注意的是：

● 要求患者或其他人被惩罚、被仁慈地杀害、驱魔等的妄想

● 能被感知的、令人痛苦的威胁（如邻居向他们扔东西）

明确诊断

表 10.1 概括了常见的情况。

表 10.1 常见精神障碍的特征

精神障碍	妄想的特征	心境状态	幻觉	其他
伴有精神症状的痴呆	片段的、典型的被害妄想	激越/不稳定，额叶综合征，共病心境障碍	片段的、典型的视幻觉	痴呆的诊断标准和次要诊断要点
谵妄	片段的	激越/不稳定	片段的、典型的视幻觉	谵妄的诊断标准和次要诊断要点
器质性/药物所致的精神障碍	模仿功能障碍	模仿功能障碍	模仿功能障碍	因果证据
精神分裂症	分裂样症状（一生中首级症状的出现几率为80%）持续1个月	激越，阴性症状，不协调的心境，继发抑郁	分裂样症状（一生中首级症状的出现几率为80%）持续1个月	精神分裂症的次要诊断要点
分裂情感性障碍	分裂样症状持续2周（ICD-10）或4周（DSM-Ⅳ）	躁狂或中度/重度抑郁，与精神障碍重叠，但部分独立	分裂样症状持续2周（ICD-10）或4周（DSM-Ⅳ）	

续表

精神障碍	妄想的特征	心境状态	幻觉	其他
持久的妄想性障碍	任何非精神分裂样妄想症状持续 3 个月	激越	无或短暂	次要诊断要点
伴精神病性症状的重度抑郁发作	典型的心境协调	必须是严重的抑郁	典型的心境协调	抑郁性障碍的次要诊断要点
伴有精神病性症状的躁狂发作	典型的心境协调的妄想	必须是躁狂	典型的心境协调	BPAD 的次要诊断要点

鉴别妄想和现实

有时，某人有坚定的信念，内容经常是偏执的，是以现实为基础的。例如一名处于抑郁状态的患者可能陈述由于自己的行为改变，导致其在工作中经常被别人议论。这个信念可能是错误的、部分正确的或者完全正确的。探究此信念，找出患者产生此信念的证据，以确定患者对证据的解释是否超越合理的解释。

继续当前的例子：支持该患者信念的证据是什么？人们寻找客观事实或客观证据的方式是什么（诸如邮件方式）？其同事评论他的哪些行为改变了？他们是仅对其行为进行评论

还是用其他方式来贬低他？是谁在议论他呢？是其同事还是整个工作单位的人？是否有更大的阴谋来针对他？

接下来的步骤包括获得相关病史和确定信念的过程。

鉴别妄想、超价观念和强迫观念

这些思维形式的重要区别点是自知力的程度。典型的强迫观念有完全自知力。如果信念强烈，但可动摇，那么它是超价观念。如果观念是不可动摇的，那么它是妄想。强迫可以很极端，很像妄想。详细讨论见第 12 章。

有戒心的患者

通常通过下列方式间接地了解患者的戒备情况：

- 相关病史
- 病房内的观察
- 连续的、非对抗性的评估。需要花费时间以改善医患关系
- 自我评定量表

鉴别器质性或酒精/药物所致精神障碍和共病酒精/药物或器质性疾病的原发性妄想障碍

这些诊断原则在 p. 140（器质性障碍）和 p. 152（药物或酒精所致障碍）中讨论。

有首级症状和心境障碍的患者是精神分裂症、分裂情感性障碍、躁狂发作，还是抑郁性障碍?

四类障碍在心境类型和妄想内容两个方面容易混淆，在表 8.1 和表 10.1 中有概述。尽管临床症状尚未完全明了，但是以循证依据为基础的治疗来源于这些诊断标准，而且必须作出诊断。

基础精神障碍的处理

一旦诊断确定，就继续按照第三部分有关精神障碍进行处理。只有确定诊断，才能“根据需要”使用处方药物。

幻觉患者

概述

同妄想一样，存在病理性的幻觉提示患有精神障碍。幻觉可以被误认为其他形式的知觉障碍，包括神经缺损症状。幻觉的风险处理很重要，也需要对幻觉患者进行镇静治疗。大部分诊断问题在第 10 章已讨论，参见表 10.1。

鉴别诊断

确定异常的知觉形式

- **幻觉**——一种错误的、没有外部刺激的知觉，但患者认为是真的
- **假性幻觉**——缺乏正常知觉实体的一种错误知觉，且来自于主观空间
- **错觉**——对客观真实外部刺激的错误感知，是一种歪曲的知觉

普通的幻觉障碍

- 伴有精神病性症状的痴呆
- 谵妄
- 器质性精神障碍
- 药物所致的精神障碍
- 精神分裂症
- 分裂情感性障碍
- 伴精神病性症状的重度抑郁发作
- 伴精神病性症状的躁狂发作

类似病理性幻觉的状态

- 入睡前/醒前幻觉
- 强迫性思维（如反复说一句话）
- 假性幻觉

- 神经系统疾病
- 真实的知觉

临床评估

通过采集病史、精神检查和合适的体格检查来评估。

要点包括：

- 知觉的形式是哪种？幻觉、假性幻觉还是错觉？如果没有异常发现，患者需要监护吗？
- 是真性知觉还是神经系统疾病的一部分？

如果确定有幻觉：

- 幻觉的本质（内容）是什么？它与妄想、情感症状、躯体疾病以及物质滥用有什么关系？
- 意识有波动吗？认知功能有缺损吗？
- 幻觉所造成的风险如何？

风险处理

幻觉能带来很多风险。尤其重要的是：

- 命令性幻觉
- 患者熟悉幻觉的声音，并且此声音是贬低患者的
- 无法忍受的使患者极其痛苦的幻觉

明确诊断

特殊的问题见下文，其他详见表 10.1。

虚幻的感觉是神经系统症状还是幻觉呢？

针对虚幻感觉的诊断问题是老年精神病学、联络精神病学和神经精神病学中常见的问题，如邦纳综合征（Charles Bonnet syndrome）。

患有神经系统疾病的患者异常感知的病理生理是神经系统损伤周围的感觉放电。此损伤可来自周围神经系统或中枢神经系统。相对于大脑病理而言，我们对来自周围神经系统损伤所致虚幻感觉的病理还知之甚少。当出现下面情况时，则更可能是神经系统疾病的症状：

- 未完全满足幻觉的定义
- 当自知力仍然存在时
- 当存在感觉缺失或较低位上级运动神经元体征时
- 无其他相关的心理学症状

如果有明确的神经系统损害，同时又完全满足幻觉的定义，则诊断为器质性精神障碍。

鉴别幻觉和现实

幻嗅和幻味必须与口臭或药物所致的味觉改变相鉴别。躯体幻觉需要合适的、必要的躯体检查加以鉴别。

诋毁性幻觉极少是真实的，如来自邻居的诋毁，同确定妄想（第 10 章）的方法一样可以确定幻觉的真实性。如果必要的话，可以找其他人来询问病史。

鉴别幻觉和假性幻觉

病理性幻觉预示着患有精神障碍。假性幻觉如超价观念一样能出现在所有精神障碍中。此点对于确定边缘型人格障碍是否合并精神障碍时很有用。鉴别特点见上述假性幻觉的定义。当不好区分时，最重要的是看自知力是否存在。

有戒心的患者

见第 10 章（p. 72）。

鉴别器质性或药物/酒精所致的精神障碍和原发性妄想障碍共病酒精/药物或器质性疾病

这些诊断原则见 p. 140（器质性障碍）和 p. 155（药物或酒精所致精神障碍）。

有首级症状和心境障碍的患者是精神分裂症、分裂情感性障碍、躁狂发作，还是抑郁性障碍？

见第 10 章。

基础精神障碍的处理

一旦诊断确定，就继续按照第三部分有关精神障碍进行处理。只有确定诊断，才能“根据需要”使用处方药物。

强迫患者

概述

强迫思维可出现在所有精神障碍中。本章阐述的强迫患者是指最严重的思维异常的强迫患者。最常出现强迫症状的两个疾病是强迫性障碍（obsessive compulsive disorder，OCD）和抑郁性障碍。发育障碍、原发性 Tourette 综合征和 Asperger 综合征通常能够直接诊断。本章也包括疑病障碍和躯体形式障碍，是因为部分疑病障碍和躯体形式障碍也具有特殊内容的强迫。

鉴别诊断

比较伴有妄想的强迫和超价观念的特点

强迫：

- 持续地、反复地（因此间断）侵入患者意识领域的思想、表象、情绪或意向
- 这些侵入导致焦虑（自我冲突或违反自己意愿或自我不协调或自我相斥）
- 患者意识到这些是没有现实意义的

妄想和超价观念是始终存在的（而不是反复的），并不总是导致焦虑，且无自知力或有部分自知力。强迫型人格障碍的完美主义是始终存在的，有自我冲突，无自知力。

出现强迫思维的障碍

- 器质性焦虑障碍
- 药物或酒精所致的强迫障碍
- 分裂样人格障碍
- 伴有强迫症状的抑郁性障碍
- OCD
- 疑病性障碍
- 躯体形式障碍
- Asperger 综合征
- Tourette 综合征

类似强迫状态的障碍

- 持久的妄想性障碍
- 精神分裂症
- 强迫型人格障碍

临床评估

通过采集病史、精神检查和合适的体格检查来评估。要点包括：

- 思维是真正的强迫吗？
- 如果是，何时开始的？
- 强迫的本质（内容）是什么？
- 与心境状态、躯体疾病/物质滥用史有何关系？

风险处理

详见 p. 36。

明确诊断

下面讨论常见的问题。

鉴别 OCD 和伴有强迫症状的抑郁性障碍

两者都可出现强迫症状和心境低落，必须予以鉴别，因为两种障碍除了对 SSRIs 均有效外，两者的处理和治疗疗效不相同。可先予以临时性诊断，在对各障碍的特异性治疗方法（如 ECT）有效果后再予以确定诊断。

如果有下列特征，则更像是抑郁性障碍：

- 反复发作（recurrent），而不是固定不变（constant）
- 心境异常总是出现强迫症状，且心境异常是中度或重度
- 出现抑郁性障碍的次要诊断要点症状，而不出现 OCD 症状

鉴别精神分裂症和OCD

尽管强迫症状可出现在精神分裂症中，但是其他精神症状通常有助于其诊断。如果临床症状不显著，则通常在下列两种情况出现：①OCD表现出非典型、明显的分裂样强迫症状，如患者相信其被跟踪和/或被监视；②精神分裂症的前驱症状可出现强迫症状。

如果症状最符合OCD诊断标准，则诊断为OCD。如要诊断精神分裂症则需要符合精神分裂症次要诊断要点，如精神分裂症的家族史。

鉴别持久的妄想性障碍和OCD

通常认为OCD有完好的自知力，但是这是一种误导观念。OCD是因担心强迫性恐惧能真的发生而驱动的。在中度或重度OCD中，由于强迫思维导致担心更加明显。在该情况下，如果焦虑持续存在，则思维严重时便表现为妄想形式。

持久的妄想性障碍（persistent delusional disorder，PDD）和OCD可通过下列方面予以鉴别：

- 妄想和焦虑的关系。如果缺乏明显的焦虑则更倾向于持久的妄想性障碍。相反，予以抗焦虑药物后自知力有所恢复，则更倾向于OCD
- 在妄想出现前，符合OCD诊断标准的症状持续了一段时间，则倾向于OCD
- 出现持久的妄想性障碍和强迫性障碍的次要诊断要点

两种障碍的治疗有一些重叠。在一定情况下，抗精神病药物可应用于OCD治疗中，而SSRIs也对PDD的治疗有效。在诊断不明确的情况下，与分裂情感性障碍一样该点可证明经验性治疗方法是否有效（p. 174）。严格地讲，如果思维是妄想，则诊断为PDD。

基础精神障碍的处理

一旦诊断确定，就继续按照第三部分有关精神障碍进行处理。只有确定诊断，才能“根据需要”使用处方药物。

意识模糊患者

概述

意识模糊定义为以时间、地点、人物定向力障碍为临床表现的一种意识紊乱。三种最常见的诊断是谵妄、痴呆和抑郁性假性痴呆。确定诊断的难度有两个原因：首先，意识模糊的病因不止一个，通常为痴呆、谵妄和抑郁性障碍中的某一个；其次，除了诊断精神障碍之外，还需要诊断导致意识模糊的躯体疾病。记住首先要诊断精神障碍非常重要，因为一种躯体疾病会导致五种可能的精神障碍，可能是附带/偶发症状，可能是痴呆，可能是谵妄，可能是器质性精神障碍，也可能是躯体症状，如疲劳和体重下降，这些症状容易和精神症状相混淆。

非常重要的是，要记住"意识模糊"经常被误用，而且患者的认知功能可能是完好无损的。临床中，我们应当首先怀疑谵妄，包括震颤谵妄。

鉴别诊断

- 谵妄
- 痴呆
- 抑郁性假性痴呆
- 痴呆并发的谵妄（"慢性疾病的急性发作"）
- 失忆症
- 残留型精神分裂症
- 严重的激越（继发于任何精神疾病）

临床评估

相关病史是极其重要的，要点包括：

- 意识模糊的发生频率有多高？
- 意识模糊的病程是怎样的？
- 意识模糊有波动吗，有意识清醒的情况吗？
- 意识模糊的发病与抑郁性障碍或其他精神障碍的发病同步吗？
- 患者认知损害的模式是什么？

● 在血液检查和 MSU 检查前，明确该结果对处理有何影响
● 在做脑影像和脑电图前，明确该结果对处理有何影响

风险处理

意识模糊患者的最大风险是疏忽和易受他人伤害。
风险处理可以参考谵妄的风险处理，见 p. 123。

明确诊断

鉴别谵妄和痴呆

两者通常能通过发病率和意识波动或清醒来鉴别。如果不能提供相关病史，则两者的鉴别是很困难的。

进一步的鉴别包括：

● 如果不能提供相关的病史，就需要更密切的观察。需要和全科医师（GP）及监护人员沟通，并请病房工作人员对患者进行规律的观察

● 脑影像有辅助诊断意义，但对检测结果的解释要慎重（见 p. 134）

● 和脑影像一样，脑电图在某些特定情况下也有重要的参考价值（见 p. 124）

● 慢性谵妄的处理见 p. 126

鉴别谵妄和痴呆并发的谵妄（“慢性疾病的急性发作”）

在老年患者中，常需要对两者鉴别。两者均表现为谵妄，但其发病率不同。慢性疾病的急性发作是在认知功能逐渐减退的基础上突然出现的恶化，而谵妄是一个单纯的急性病程，没有病前的认知损害。这些信息我们只能从相关病史中获取。根据病史确认患者已经恢复到谵妄发生前认知损害的水平非常重要。如果 CT 检查发现有严重的脑萎缩，则不支持单纯的谵妄。

鉴别激越性抑郁性障碍和谵妄

抑郁性障碍可表现为激越、认知损害和视错觉。谵妄能出现心境低落和自杀。而且在谵妄的前驱阶段，认知损害可能并不突出。

- 仔细认真对照每一种疾病的诊断标准和次要诊断要点
- 虽然在谵妄的前驱期，EEG 可能是正常的，但是异常的 EEG 可确诊谵妄
- 可以考虑予以抗抑郁药物进行诊断性治疗

鉴别痴呆和假性痴呆

假性痴呆和痴呆均表现为认知功能渐进地减退。表 13.1 中列出了两者鉴别要点，此外，抗抑郁药物治疗也通常作为诊断性治疗方法。

鉴别痴呆和遗忘综合征

两者均可以表现为记忆注意的损害、意识清楚和虚构，表 13.1 列出了两者的鉴别要点。

鉴别严重激越和谵妄

严重的激越和其他精神疾病的临床症状（如思维形式障碍和思维奔逸）均能出现类似谵妄的症状。能通过以下几个方面进行鉴别：

- 谵妄是在确诊的精神疾病的复发中出现的吗？
- 既往有过类似发作经治疗有效吗？
- 是否有支持躯体疾病的依据，血、尿等检查有异常吗？

表 13.1　出现意识模糊的精神障碍的临床特点

	起病和病程	认知损害	意识	CT 结果	脑电图	其他要点
痴呆	逐渐起病或进行性加重	全面受损，与其亚型受损模式相一致 实际中对 MMSE 量表的回答不正确	清晰（路易体痴呆和多发脑梗死痴呆除外）	脑萎缩大致与损害水平相一致 脑萎缩和血管的变化有助于亚型的诊断	某些特殊的亚型：通常仅在中、重度痴呆患者中表现异常	痴呆的次要诊断要点
谵妄	急性起病，且症状相对稳（固）定	全面受损	波动	代谢性谵妄偶可表现异常，但萎缩程度一般为轻度	典型的广泛慢波	次要诊断要点
假性痴呆	亚急性	与抑郁水平相一致，以“不知道”为回答 视空间功能完整	清晰	偶有可能异常，但萎缩程度一般为轻度	大致正常	抑郁性障碍的诊断标准和次要诊断要点

续表

	起病和病程	认知损害	意识	CT 结果	脑电图	其他要点
慢性疾病的急性发作	慢性疾病的急性发作/病程短速	与谵妄相似	波动	认知损伤较 CT 显示的萎缩程度严重	广泛的慢波	
遗忘综合征	急性起病或持续状态	记忆严重受损 继发的定向力障碍 视空间功能完整	清晰	仅仅表现为局部病变（如海马）	大致正常	遗忘综合征的诊断标准
激越	有所致精神障碍的相关疾病背景	与激越的程度相一致 记忆受损继发于严重的注意力不集中 不可能有完全的定向力障碍	清晰	不可能有明显异常	大致正常	基础精神障碍的诊断标准和次要诊断要点

应当记住，严重的精神疾病患者容易患谵妄，包括药物或酒精戒断/中毒。和通常一样，应当及时转诊患者。

基础精神障碍的处理

一旦诊断确定，就继续按照第三部分有关精神障碍进行处理。只有确定诊断，才能“根据需要”使用处方药物。

记忆力减退患者

概述

本章讨论出现慢性、轻度记忆力受损的患者。该类患者在老年人、普通成人精神科以及门诊均常见。该类患者的临床表现与“意识模糊患者”（第13章）所表现的全面认知损害以及急性起病的特点不同。

与年龄相关的认知功能下降（age-related cognitive decline，ARCD）是正常老化过程的极端结果。该过程是一个非常缓慢的记忆力下降过程（数年），表现为日益严重的“心智缺损（absent-mindedness）”。记忆缺损通常伴有焦虑，尚无特异性处理，但是确定该过程不是痴呆化的过程能够显著减轻患者的痛苦。

鉴别诊断

- 与年龄相关的认知功能下降
- 早老性痴呆
- 遗忘综合征
- 轻度抑郁性障碍
- 焦虑障碍
- 分离（转换）障碍

临床评估

要点包括：

- 记忆缺损开始的时间（数月、一年、数年）
- 从记忆缺损开始，记忆下降的速度如何？
- 记忆缺损的程度如何？是否有其他认知缺损？
- 是否伴随有焦虑或抑郁性障碍？
- 脑影像结果能够回答你的问题吗？这对诊断和治疗有何帮助？如果有做CT/MRI检查的确凿原因，请清晰全面地写在申请单上
- 如果方便，可做心理测试，心理测试有助于诊断。但是如脑影像一样，要考虑准确的诊断将如何有助于进一步的处理

风险处理

最常见的风险是疏忽（如天然气阀忘记关闭），这取决于记忆损害的程度。

明确诊断

难点见下文。

鉴别年龄相关的认知下降与早老性痴呆

两者均有明确的、日趋加重的心智缺损表现。鉴别要点如下：

- 记忆力减退的速度：ARCD 表现为稳定或每年逐步恶化，而痴呆通常会表现出明显的逐年减退
- 如果患者出现视空间缺损，则可排除单一 ARCD 诊断的可能性
- 如 MRI 结果正常，则趋向于排除中、重度痴呆的诊断
- 心理测试结果有用

如果无迹象表明需要立即采取措施，则要求通过连续的心理测量结果来确定记忆减退的速度。

患者是患有焦虑障碍还是早老性痴呆？

该方面的部分内容见第 7 章。这两种障碍都可表现为焦虑/激越以及日益加重的心智缺损。

要点包括：

- 心智缺损是否仅出现在焦虑的状态下，还是在无焦虑的情况下出现的记忆损害？
- 认知功能损害是否是进行性加重的？
- 脑影像结果是否有中度脑萎缩？
- 心理测试有用吗？

抗抑郁药物的诊断性治疗和/或认知行为治疗可能有助于鉴别诊断。如果焦虑障碍为难治性的，则有必要进行连续的认知评估。

患者患有抑郁性障碍还是早老性痴呆?

两种障碍均可表现为记忆恶化和焦虑。此外，心境低落可能被误认为是额叶综合征。

我们应用相同的原则来鉴别焦虑障碍。但是抑郁性障碍的继发症状要比焦虑障碍的继发症状更为重要。

治疗

一旦诊断明确，详见第三部分。

心境低落/精神运动性迟滞

概述

精神运动性迟滞临床表现为面部表情减少、肢体语言减少以及语言迟缓。

基本的诊断可大致分为两类，即患有抑郁性障碍的患者和在症状上表现为类似抑郁的患者。这是极为常见的临床表现，但是确定诊断往往并非这么简单直接。

鉴别诊断

原发性和继发性抑郁性障碍

- 器质性心境（情感）障碍
- 酒精/药物所致的抑郁性障碍
- 抑郁发作（单次或复发性抑郁性障碍/双相情感障碍）

表现为精神运动性迟滞的其他疾病

- 额叶综合征
- 谵妄
- 精神活性物质戒断或酒精戒断
- 精神分裂症的阴性症状
- 边缘型人格障碍
- Asperger 综合征
- 帕金森综合征

临床评估

结合病史、精神状态检查和必要的体格检查来评估。

要点是：

- 精神运动性迟滞是什么时候出现的？
- 患者是否符合抑郁发作的标准？如果符合，那么与器质性疾病或物质滥用间是否有时间关联性？
- 是否有认知缺损？

风险处理

风险处理详见第 5 章。通常有精神运动性迟滞症状的患者因为疏忽和易受他人伤害而使自己处于风险中，如果为抑郁患者，则有自杀的风险。

明确诊断

如何确定诊断有三个步骤，详见第 5 章。常见鉴别诊断的临床特点见表 15.1。

表 15.1 表现为精神运动性迟滞的精神障碍的鉴别要点

	心境	睡眠紊乱	焦虑	认知
抑郁发作	低落	典型	典型	与心境协调
精神分裂症的阴性症状	平淡	正常	通常无	思维贫乏
额叶综合征	平淡	正常	通常无	思维贫乏
Asperger 综合征	平淡	正常	继发于社交或强迫行为	有强迫色彩
边缘型人格障碍(BPD)	空虚	继发于混乱的生活方式(如酗酒)	典型的是作为一种并发症	符合 BPD 的诊断标准
[简单的(uncomplicated)]帕金森综合征	愉快	正常	缺乏	正常

鉴别器质性或药物/酒精所致的抑郁性障碍和原发性抑郁发作合并酒精/药物或器质性疾病

诊断过程的原则详见 p. 140（器质性障碍）和 p. 152（药物或酒精所致障碍）。

鉴别抑郁发作与额叶综合征

当社会行为退缩是（老年阶段）主要症状或痴呆的并发症时，需考虑：

- 抑郁发作要通过诊断标准来确诊/排除
- 如 MRI 检查为正常，则额叶综合征的发生概率极小
- 心理评定量表有助于鉴别
- 可应用抗抑郁药物进行诊断性试验以资鉴别

鉴别抑郁发作与精神分裂症的阴性症状

当观察到精神分裂症患者表现为退缩时（EPSE 和阳性症状的复发也是区分两者的要点）则应与抑郁发作鉴别。其诊断过程与额叶综合征相似：

- 抑郁发作由其诊断标准而确诊/排除
- 精神分裂症的阴性症状的描述和总结见表 15.1
- 可应用药物治疗试验进行诊断。如果阴性症状对抗精神病药物无效，则首选抗抑郁药物进行诊断性试验

鉴别边缘型人格障碍与抑郁发作

两种障碍均会出现心境低落，两者的鉴别点是发病年龄和表 15.1 中的鉴别要点。可以应用抗抑郁药物进行诊断性试验对两者鉴别。但是由于抗抑郁药物或锂盐都会改善 BPD 的核心症状，因此诊断性试验必须以鉴别要点为靶症状，且治疗效果要在时间上与抑郁发作相一致。

判断边缘型人格障碍的患者是否同时患有抑郁性障碍是一个更常见的问题，该点会在下文详述。

判断具有精神运动性迟滞疾病（Asperger 综合征、边缘型人格障碍等）的患者是否同时患有抑郁性障碍

这是一个十分常见的问题：

- 仔细观察患者在近几周/几个月之内是否有新的变化
- 这些新行为的特征是否与原发性诊断不一致（例如哭泣、厌食）
- 可予以抗抑郁药物治疗进行诊断性试验。重要的是阐明靶症状和试验结束时的疗效变化

基础精神障碍的处理

一旦诊断明确，详见第三部分。

第 16 章

自杀患者

对主诉自杀患者的评估与处理是精神病学中最重要的必备技能之一。不幸的是，我们无法简单地囊括庞杂的临床表现。但是当医生顺利掌握了如何进行这方面的处理时，临床实践在一定程度上会变得不再令人胆怯。

对自杀的短期处理在第 5 章中有详述。

总结：

● 不要仅对自杀的风险过分关注。我们的主要任务是进行综合的临床评估。这包括作出诊断并筛查各种其他的风险

● 值得注意的是，很多案例总是在考验个人的判断力。我们需要找到适合自己的风险评估模式，并随时间的推移，在实践中逐渐建立适合于自己的模式，如果存疑时随时向上级医师咨询。同时，我们必须遵守当地的法律法规以及医院的条例

● 有一部分转诊病例会涉及处于危机状态的边缘型人格障碍患者，详见第 18 章

● 患者有可能在情绪上会极端苦恼不安。在评估过程中，我们需要在精确评估风险的同时，努力为患者提供治疗性的心理减压方法。我们要确保同情、乐观地对待患者以及必要时对患者予以充分的镇静治疗

第 17 章

攻击性患者

与自杀一样，对暴力的处理是精神病学急症处理中的最重要技能之一。对攻击的评估与自杀的评估有三点不同：①有攻击行为的患者对医生具有更大的风险性；②与自杀不同，暴力并不一定是精神疾病的结果；③尤其有派出所人员参与处理时，患者可能对服务机构造成的风险更大。

对于攻击的短期处理见第 5 章。

总结如下：

● 时刻保持冷静。一定要保证你与他人的安全。如果有必要，在评估过程中首先予以镇静治疗。另外，应在接收攻击性患者入院之前与患者所处的拘留室或所在社区进行适当交流并进行评估

● 尽可能详细地完成评估，确定诊断是重要的

● 判断攻击是否为精神疾病的一个临床表现。表 17.1 列出了参考点。尽管如此，考虑到能得到的信息有限，而不恰当的入院和出院可能造成严重的负面后果，我们应当主动地征求上级医师的意见

● 对于风险处理本身，应随时间推移在实践中找到适合自己的模式，并在存疑时随时向上级医师请示。同样地，我们必须服从当地的法律法规与医院的条例

表 17.1　与可治疗的精神疾病无关的攻击行为的临床特征讨论

尽管最近有暴力行为的发生，但是在进行了充足临床评估和相关信息调查后不能够确定引起暴力行为的疾病
尽管患者存在精神障碍，但在疾病发作之前就有过类似暴力行为史
患者可能患有反社会型人格障碍，但有证据表明精神治疗可能无法起到作用

第 18 章

处于危机状态中的边缘型人格障碍患者

边缘型人格障碍的“危机”，是指其核心的精神病理学症状阶段性地加重。这种精神病理学包括自伤、自我形象模糊/扭曲以及害怕被遗弃。该情况可能伴随有激越，并且患者会表现出频繁的自杀意图。

处理困难的原因在于：

- 患者可能经常由于具有破坏性的行为或“行为异常”而使工作人员失去耐心而感到有压力
- 自杀的评估可能是难以解释的。医务人员会怀疑患者是否过度强调了自杀意图，或自杀意念的程度在交谈过程中发生了改变
- 假如有自杀倾向的患者正体验到极度痛苦的多余感，那么我们就不应认为患者是在利用自杀的威胁来表达某种要求
- 患者可能会试图利用跨越社会道德的企图来破坏治疗性对话；患者可能会（向你）问尖锐的、试图跨越社会道德界限的个人问题；他们可能会利用这些问题试图向你获取不适当的承诺或对他们目前治疗状态不恰当的评价

为了澄清处理思路，需考虑以下几点：

- 以上叙述的自杀行为能被描述为“作出威胁以达到引起关心”的目的。患者认为这些威胁对于确保关心和避免被抛弃可能是必需的。此外，跨越社会道德界限的行为可以解读为患者在试探你对其的关心和照顾是否真诚
- 无论怎样解释，那些棘手的或蓄意令人不安的举动都是其核心的精神病理的临床表现。总之，应时刻保持对患者的尊重，但要牢固坚持自己与患者的界限
- 处于危机状态中的边缘型人格障碍患者表现出真正的自杀风险
- 即使怀疑患者过高地表达自杀意念的程度，只要通过分析自杀风险评估的其他要点，仍有可能得到有意义的评估结果
- 对边缘型人格障碍的处理是一项长期的工作，应包括协同治疗者的恰当参与并应用心理治疗。首要紧急的事情是对患者安全的处理，紧接其后可与协同治疗者商量后续的长期处理

- 即使感到被操纵（译者注：患者在隐瞒病情或说谎时，医生有被患者支配摆布的感觉），紧急入院也是合适的。入院能够提供一个治疗环境，能使危机得以解决，同样，入院也可以使患者得到适当的自杀风险处理
- 边缘型人格障碍有并发其他精神疾病和依赖综合征的风险。如果最近有临床表现改变，则要详细记录该改变的情况，并确定这些改变是否能仅用边缘型人格障碍的精神病理学解释。第 **15** 章讨论了如何排除共病抑郁性障碍，第 **11** 章讨论了如何排除新出现的幻觉

第 19 章

医院拒收的患者

反社会或边缘型人格障碍患者是典型的被医院拒绝收入院的患者，发生该种情况是不可避免的。反社会人格障碍患者存在不可治或不能让人接受的暴力行为。BPD也存在极端的破坏性，且入院对治疗和风险处理可能都没有帮助。但是拒收这样的患者可能带来以下问题：

- 人格障碍患者可能对自身和他人都是一种风险。因为是无条件地拒收，所以可能是违反直觉的，但也要假定直接拒收患者是不承担任何责任的
- 患者被拒收可能使其临床表现发生变化。人格障碍患者可能会发展成为其他精神障碍，并且难以鉴别已有的症状和新发精神障碍的症状
- 拒绝接收患者会导致危机升级，而且患者在被拒收之后改变了风险的后果
- 无法获得拒收患者的书面证明

因此：

- 会诊医生有责任确保任何治疗方案都可行并且明确。即使是完全拒收，也应知道患者的临床症状/风险存在潜在的恶化
- 在拒收的同时，应留存一份对患者详细的精神状态检查报告和拒收的时间记录
- 如果做不到上述要求，则医生应主动地征求上级医师的意见
- 如果签署治疗方案后，出现新的临床变化，则应及时通知会诊医生
- 在拒收的同时，应留存一份对患者详细的精神状态报告以供参考

第 20 章

需会诊的患者

联络会诊精神病学中遇到的种种障碍与精神科其他精神障碍一样，要首先排除器质性障碍。这些精神障碍的处理见于第二部分和第三部分。当把精神科诊疗措施用于内科病房时，有以下两点需要特别注意：①普通护士几乎不具备精神科专科护士的专业技能。因此其很难依据准确的观察或“根据需要”予以适当的镇静治疗。此外，医生也可能不熟悉精神科诊断和护理的过程。②患者存在医源性问题。此点可增加患器质性精神障碍的可能，还影响抗精神病药物的选择。现在，越来越多的试验数据可以指导临床。然而，药物潜在的相互作用是不可避免的。这一点在下文详细讨论。

联络会诊精神病学的原则是：

- 如果会诊意见不易理解，与会诊者阐明要点非常重要
- 花时间作出全面的初步评估。除非有成熟的联络会诊团队，否则定期评估每一位患者（像对精神科住院患者一样）的工作负担很重
- 去看会诊患者前确保患者及其病历在病区里
- 相关信息源在联络会诊精神病学中很重要的，特别是患者有意识模糊或有物质滥用史。确保联系电话均可用，看患者前获取知情同意。因为如果不能与病房外的相关人员取得联系，可能无法对患者作出全面评估
- 强调要清楚地沟通。对高年资护士详细解释护理要求并确保会诊意见清晰可辨（模糊的字迹是无效的）
- 处理尽可能规范。应提供有关精神科检查和处理方案的原因。如果有必要再次评估，应说明再次评估的时间，并说明评估的方式和内容，还要指定评估的人员。如果会诊意见复杂，则应向该医疗团队的人员说明

- 确保抗精神病药物应用于特定的医疗环境。确保精神科治疗与该科室的医疗条件相符。如果潜在的不良反应难以避免（如应用苯二氮䓬类药物治疗激越患者时，存在呼吸抑制的风险），则需与医疗团队中高年资医师讨论。平衡该风险有一定难度，建议的清单见表 **20.1**
- 请记住一个好的会诊评估是要说明主要问题（即使会诊医生此前并不清楚这些问题）。否则，不管是因为无效的沟通还是因为搪塞或推诿（如建议做一些不必要的检测），这将是一个失败的会诊评估

表 20.1　推荐具有潜在危害的药物前的建议

确定没有替代药物
确定准确的风险是什么，这种风险的机制是什么，如何使风险降到最低（如从低剂量起始）
确定医疗团队如何检测此种状态。比如苯二氮䓬类药物引起呼吸抑制时需确保持续的供氧以及能够提供氟马西尼药物

第三部分

常见精神障碍处理

谵　妄

概述

谵妄由全身疾病、颅内疾病、物质戒断和中毒引起。谵妄常常出现在躯体疾病患者中（约10%～20%），并且死亡率较高。

在高龄和会诊患者中通常要考虑谵妄的发生。如果伴有定向力障碍和急性精神病性症状也应考虑谵妄的发生。如果精神科住院患者有可疑谵妄，则应首先考虑转到相关的专科病房治疗。

表 21.1 和表 21.2 列出了谵妄的 ICD－10 和 DSM－Ⅳ标准。

内科住院患者出现谵妄，常常会请精神科医生会诊评估，会诊的目的有两个：①诊断分析谵妄；②处理行为紊乱与精神病性症状。会诊的一般性原则见第 20 章。

表 21.1　谵妄的 ICD－10 标准（不包括排除标准）

F05 谵妄（非酒精/物质所致）
A. 意识混浊
B. 同时有： （1）即刻回忆/近记忆受损 （2）时间、地点或人物的定向障碍
C. 至少有以下精神运动紊乱症状中的一项： （1）在活动减少和过多之间快速转换 （2）反应时间延长 （3）语流加速或减慢 （4）惊跳反应增强
D. 睡眠或睡眠-觉醒周期紊乱，至少有以下症状中的一项： （1）失眠 （2）夜间症状加重 （3）醒来时梦魇还像幻觉或错觉一样存在
E. 在一天的时间里症状快速地出现和变化
F. 有引起谵妄的颅内或全身性疾病的客观检查证据

表 21.2 谵妄的 DSM－Ⅳ标准

293.0 谵妄［由于……（指出躯体情况）所致的谵妄］
A. 意识障碍
B. 认知或知觉障碍
C. 症状出现快速，并且在一天中有波动
D. 有引起谵妄的颅内或全身性疾病的客观检查证据

风险处理

谵妄患者除了存在患有躯体疾病风险（如褥疮或继发感染）外，易出现意识模糊或精神病性症状等，特殊的风险是谵妄患者出现不可预知的自伤行为，如拔掉插管或中心静脉置管。

和通常情况一样，需要筛查患者各个方面的风险，并根据设施和监护条件明确如何去处理。

明确诊断

对于复杂的病例，特别是合并多种躯体疾病者，可把诊断过程分为两步：第一步是确定或排除谵妄的所有诊断标准，包括要求提供躯体疾病证据的诊断标准；第二步，当谵妄的诊断可能成立时，寻找躯体病因。这样做是为了避免诊断中过分强调躯体异常对诊断的重要性。ICD－10 和 DSM－Ⅳ（见表 21.1 和表 21.2）谵妄诊断标准中仅有一条是指躯体病因。该点将在下面的次要诊断要点中讨论。

次要诊断要点

以下三点是需要躯体病因证据的诊断标准。

表 21.3　与谵妄有关的鉴别诊断

鉴别谵妄、痴呆和“慢性疾病的急性发作”
鉴别（轻度）谵妄与激越性抑郁
鉴别谵妄、急性起病的精神分裂症和躁狂发作

脑电图示广泛性慢波（δ 波或 θ 波）

绝大多数谵妄患者的脑电图显示为广泛性慢波，并且有证据显示 EEG 的异常程度与谵妄的严重程度正相关。对广泛性慢波最需要排除的是由酒精和苯二氮䓬类药物的戒断所导致的谵妄（快波占优势）、早期/缓解期的谵妄，以及低质量的脑电图。全脑慢波也可见于重度的阿尔茨海默病性痴呆患者。

因此正常脑电图不支持谵妄，而广泛性 δ 波只限制诊断为重度痴呆、谵妄或者“慢性疾病的急性发作”。老年人或服用多种药物的患者缺乏明确诊断的脑电图报告（如 δ 波的轻度增加），此时需要请神经科专家会诊。

多达 25%的老年谵妄患者未能得到明确的病因诊断

这或者是因为患者患有多种潜在的躯体疾病，或者是因为找不到确定的躯体病因。最值得注意的一点是：如果符合其他的诊断标准，即使相关检查正常或接近正常，也不能排除谵妄。脑电图检查对这样的病例有诊断价值。

确定躯体疾病并不等于证实该病是谵妄病因

如果要确定躯体疾病是导致谵妄的病因，则应明确谵妄发生和消失与躯体疾病间的时间关系（注意：在躯体疾病缓解后，谵妄仍可以持续数月）。有争议的病因需要有明确的或至少在生理机制上能够引起谵妄的躯体疾病支持。当患者并发多种躯体疾病时，评价躯体疾病与谵妄的因果关系是十分重要的。

治疗

精神病学对谵妄的处理总结如下。精神科会诊医师通常会采用第二步及其以后的处理步骤。

恰当的转诊

谵妄的死亡率较高。如果正在接受精神科诊治的患者出现可疑的谵妄，应首先考虑转诊至其他适当的科室。极少数情况下需要与上级医生讨论后进行转诊。

谵妄的诊断

联络会诊（和老年会诊）通常需要对意识模糊的患者进行评估，相关内容见第 13 章。尽管谵妄的诊断已经被会诊医生排除，但是精神科医生仍常常诊断谵妄。这通常出现在精神症状持续存在或常规检查结果未见明显异常的情况下。对于这样的病例，重要的是解释为什么要诊断为谵妄。脑电图检查可以提供客观的证据。

协助内科医生寻找基本的病因

精神科医生的参与程度取决于病例的复杂程度以及与内科医生的关系。考虑的要点包括：

- 确定谵妄的诊断
- 严格保证停用所有无关紧要的药物
- 确定长期使用的精神科药物（如硝西泮）在入院时没有被停用

● 检查是否有酒精或苯二氮䓬类药物的戒断

● 与影像医师讨论，再次明确 CT 是否“正常”，是否有被忽略的血管变化，讨论 MRI 检查的必要性

● 其他不常见的原因（表 21.4）

精神科处理

● 给出建议，如果需要，应当关注应激性溃疡、深部静脉血栓形成（DVTs）、水电解质及营养状况

● 对于过度兴奋的患者，推荐转入安静、明亮的病房

● 对因激越或意识模糊而存在风险的患者，推荐给注册精神科护士（RMN）照料

● 镇静作用是风险处理的一部分。除非患者有即刻的风险，否则药物治疗应当从最小剂量开始，选择不良反应较小的药物。如果考虑诊断路易体痴呆，则应限制使用苯二氮䓬类药物

● 如果精神病性症状突出（典型的是幻视或偏执型妄想），则予以适量的抗精神病药物治疗

如果谵妄转为慢性

● 确保排除伴有意识波动的路易体痴呆和血管性痴呆

● 确保排除抑郁性障碍

表 21.4　不常见的谵妄病因

缺氧
癫痫（复发性部分发作）
急性间歇性卟啉病
艾迪生病
维生素 B_1 缺乏
烟酸缺乏
病毒性脑膜炎/脑炎

- 复习病史，确定所有谵妄的病因已被排除
- 与相关专家讨论缺乏证据支持的治疗方案（如ECT和抗胆碱酯酶抑制剂）
- 如果慢性谵妄的诊断成立，并且没有二线的治疗方案可推荐，则应按照痴呆处理

痴　　呆

概述

痴呆可定义为进行性、全面的认知功能损害。从 60 岁开始，患病率明显上升。痴呆通常表现为逐渐加重的记忆减退、糊涂及行为紊乱，也可出现精神病性症状，但精神病性症状是迟发的。

精神病学对痴呆的处理包括：①急性期风险处理；②痴呆的治疗；③对共存行为异常和精神病性症状的处理。

如果并不需要采取与上述内容相关的措施，那么首要的管理之一是社会干预。

风险处理

疏忽是最常见的风险（如走失、忘关天然气、忘记锁门和丢失钱财）。这些风险必须经过相关评估来采取措施加以避免。任何潜在的风险行为被发现后，要明确发生的频率、诱因及可能的结果。安全管理需要专业人士，遇到问题还需要向上级专家请教。

应随时关注自杀、攻击和其他任何风险因素。

明确诊断

痴呆可以有多种表现，老年人高发。对于复杂病例，诊断可分三步：第一步，确定是否初步诊断痴呆（诊断标准见表 22.1 和表 22.2）而非谵妄、抑郁性障碍以及其他可能的诊断（表 22.3）。第二步，鉴别痴呆的类型。因为痴呆的亚型不像谵妄和器质性精神障碍那样，它很少有典型特征（如血管疾病的证据）。

表 22.1　痴呆的 ICD－10 标准（不包括排除标准）

一般标准	
G1. 同时具有以下两方面的证据： （1）记忆减退的客观证据 （2）判断/思维减退的客观证据	
G2. 意识清醒	
G3. 情绪控制能力下降（不稳定、易激惹、情感淡漠或社会行为粗化）	
G4. G1 中的症状持续 6 个月	
F00.1 迟发性阿尔茨海默病性痴呆	
1. 必须满足一般标准，且起病于 65 岁之后	
2. 至少具备以下条目的一条： （a）进展非常缓慢 （b）通常记忆损害为其主要特点［G1（1）］，比智力损害［G1（2）］明显	
F01 血管性痴呆诊断的一般标准	
G1. 必须符合痴呆的一般标准	
G2. 分布不均的认知功能损害	
G3. 有局灶性脑损伤的体征证据，至少有以下条目中的一条： （1）单侧痉挛性无力 （2）单侧反射亢进 （3）伸跖反射（译者注：即 Babinski 征阳性） （4）假性延髓性麻痹	
G4. 脑血管病的客观证据	
F01.0 急性发作的血管性痴呆	
A. 符合血管性痴呆的一般标准	
B. 痴呆发展迅速（通常为 1 个月），在卒中或单个大片的脑梗死之后	
F01.1 多发脑梗死性痴呆	
A. 符合血管性痴呆的一般标准	
B. 继发于一系列轻微脑缺血发作的累积性的脑实质梗死	

续表

F02.0 匹克病性痴呆
A. 符合痴呆的一般标准
B. 起病和进展缓慢的进行性痴呆
C. 突出的额叶症状
F02.1 克-雅病性痴呆
A. 符合痴呆的一般标准
B. 起病和进展极其迅速，影响所有的高级功能
C. 同时发生明显的神经病学体征的进行性痴呆
F02.2 亨廷顿病性痴呆
A. 符合痴呆的一般标准
B. 皮层下损伤症状先出现并且为主要表现
C. 不随意的舞蹈样运动
D. 有常染色体显性遗传家族史（译者注：即亨廷顿病家族史）
F10.73 酒精性痴呆
必须有强有力的症状证明酒精滥用与痴呆间有关联，同时必须符合痴呆的一般标准

绝大部分痴呆亚型能够通过诊断标准作出诊断。目前，可依据 ICD-10 和 DSM-Ⅳ诊断标准诊断路易体痴呆，在表 22.4 中，给出了一个简单的诊断示例。

第三步即最后一步诊断步骤（在确诊痴呆及亚型后）是寻找共患精神疾病。但是请注意，情绪控制能力下降是痴呆病程中的一部分，并不一定是共患疾病。

痴呆的次要诊断要点

患者年龄

痴呆在 60 岁之前少见，但随年龄的变大而增多。

表 22.2　阿尔茨海默病性痴呆、血管性痴呆和酒精所致的持久痴呆的 DSM-Ⅳ标准（不包括排除标准）

294.1x 阿尔茨海默病性痴呆
A. 同时具备症状（1）与（2）： （1）记忆损害 （2）至少有以下中的一条： （a）失语 （b）失用 （c）失认 （d）执行功能障碍
B. 认知损害导致明显功能损害
C. 逐渐起病并继续减退
290.4x 血管性痴呆
A. 同时具备症状（1）与（2）： （1）记忆损害 （2）至少有以下中的一条： （a）失语 （b）失用 （c）失认 （d）执行功能障碍
B. 认知损害导致明显功能损害
C. 有脑血管病的客观证据
291.2 酒精所致的持久痴呆
A. 同时具备症状（1）和（2）： （1）记忆损害 （2）至少有以下中的一条： （a）失语 （b）失用 （c）失认 （d）执行功能障碍
B. 认知损害导致明显功能损害
C. 在戒断症状、谵妄或酒精中毒后，上述症状持续存在
D. 有客观证据证明症状是酒精滥用持续作用的结果

表 22.3　常见的诊断问题及其鉴别诊断

鉴别额叶综合征和抑郁性障碍或其他原因导致的精神运动性迟滞（p. 102）
鉴别（躁狂型）额叶综合征与其他原因导致的精神运动性兴奋（p. 62）
鉴别痴呆、谵妄、“慢性疾病的急性发作”、假性痴呆以及其他类型的意识模糊（p. 89）
鉴别早期痴呆和其他导致记忆损害的原因（p. 97）

表 22.4　路易体痴呆诊断的示例

具备一个核心特征即为可能（possible）诊断，具备两个核心特征为很可能（probable）的诊断
核心特征
波动的觉醒状态
反复出现视幻觉
帕金森综合征
支持性特征
反复跌倒
晕厥
对神经阻滞剂超敏
系统性妄想
其他形式的幻觉

脑影像学

脑影像的敏感度取决于痴呆的严重程度、成像的质量、报告的准确度和对准确度的需求。下面几点值得注意：

- CT 扫描结果正常仅见于非常轻度的痴呆和处于亚临床阶段的痴呆。如果有临床特征提示，则需要对正常的报告进行再次确认

● 萎缩与年龄相关，50%的 70 岁以上非痴呆的老年人伴有轻度的脑萎缩。但是与年龄相关的脑萎缩程度很少超过轻度痴呆的萎缩程度

● 血管病变有助于诊断其亚型，但并不能鉴别痴呆与谵妄。同样，一旦确诊为痴呆，则脑成像有助于诊断脑萎缩的类型

心理测试

如果心理测试有效，则量表评分既有助于鉴别痴呆和其他精神障碍，又能确定痴呆的类型。

药物治疗

对痴呆治疗的靶症状是认知功能减退，而不是情绪不稳定或共患精神疾病。

阿尔茨海默病

三分之二的阿尔茨海默病患者服用抗胆碱酯酶药有效。其中有一半患者能显著地改善认知功能减退的程度，另一部分人能轻度改善认知功能。要注意当地的医疗和处方政策。

多发脑梗死性痴呆

有越来越多的证据显示抗胆碱酯酶药有益于多发脑梗死性痴呆的治疗，但是在英国尚未通过批准抗胆碱酯酶药治疗多发脑梗死性痴呆。

其他要点：

● 排除心脏杂音和颈动脉狭窄

● 筛查糖尿病

● 完善血压控制方案

● 通过 ECG 检测心律失常、心肌缺血及不稳定的传导缺损

● 检测血脂

- 注意排除凝血因子缺乏症（如果先前有血栓病史或流产史）
- 考虑阿司匹林

路易体痴呆

有（较早的）证据表明 Rivastigmine 能够改善一定的精神病性症状，但仍未批准 Rivastigmine 治疗路易体痴呆。

酒精性痴呆

戒酒（这也是处理的目的）能够防止疾病的进展并且会在一定程度上改善酒精性痴呆的症状。

心理治疗

同以上的相似，心理治疗只针对认知功能损害，包括现实导向治疗和回忆疗法（reality orientation and reminiscence therapy），已被证明该心理治疗方法能减轻患者的痛苦和改善功能。尚无足够的证据表明能阻止疾病的进展。

社会干预

社会干预往往是护理的重要支柱，可人为地分为优化护理条件和优化生活质量。

以下介绍分阶段的护理水平，虽然术语和责权范围不同，但是护理的水平取决于患者风险程度（通常是疏忽）、患者的选择、家庭的选择和专业/护士的评定。老年精神科患者的社会照料是一个特殊的领域，应该从多方面加以管理。

- 住在家里，且有（逐步增加的）成套护理
- 有强化成套护理的监护室
- 家中管理
- 护士管理
- 专业的痴呆照料单位

痴呆共患精神障碍和激越的治疗

痴呆增加了共患精神障碍的风险。激越与情绪不稳定常常与痴呆并存。治疗共患其他精神障碍的原则在第三部分中讨论，选择不良反应最小的处方药物治疗，并且从最低剂量滴定。药物治疗痴呆的激越症状同谵妄患者的镇静处理（见第21章，p.126）。

器质性精神障碍

概述

器质性精神障碍是指由脑部疾病或躯体疾病所致的精神障碍。大部分器质性精神障碍的发病机制不明确，很可能是器质性疾病的直接反应（类似于药物中毒），也可能是器质性疾病诱发的一系列继发反应。因此躯体疾病和精神疾病的起止时间也有变化。

器质性精神障碍能表现出功能性精神障碍的临床表现。随着年龄的增大，器质性精神障碍的发生增加，但在普通成年精神病学中器质性精神障碍并不常见。

明确诊断或排除器质性精神障碍的诊断很困难，诊断通常是临时性诊断，需要一段时间确诊。表 23.1 和表 23.2 是 ICD-10 和 DSM-Ⅳ器质性精神障碍的诊断标准。治疗上通常采用同时治疗躯体疾病和精神障碍相结合的方法。

风险处理

除了常见的风险，还要解决躯体疾病治疗依从性差的问题。

表 23.1 脑损伤、脑功能障碍和躯体疾病所致精神障碍的 ICD-10 标准（除外谵妄和痴呆）（F06）（不包括排除标准）

G1. 存在脑或躯体疾病导致脑功能障碍的客观证据（除外酒精或其他精神活性物质滥用所致的脑功能障碍）
G2. 存在躯体疾病和精神障碍间发展（或恶化）的假设关系
G3. 精神症状随着基本的躯体疾病改善而康复或改善

表 23.2　躯体情况所致的精神障碍、心境障碍、焦虑障碍的 DSM-Ⅳ 标准（不包括排除标准）

293.80 由躯体情况所致的精神病性障碍
293.81 以妄想为主的精神障碍　293.82 以幻觉为主的精神障碍
A. 明显突出的幻觉或妄想
B. 有证据表明此障碍是一种躯体情况的直接生理性后果
293.83 由躯体情况所致心境障碍
A. 显著的、持久的情感障碍（抑郁或躁狂）
B. 有证据表明此障碍是一种躯体情况的直接生理性后果
293.84 由躯体情况所致焦虑障碍
A. 显著的焦虑、惊恐发作、强迫和/或冲动
B. 有证据表明此障碍是一种躯体情况的直接生理性后果

明确诊断

没有躯体检查无法排除器质性精神障碍（见第 3 章）。以下列出的次要诊断要点的帮助有限，既往精神疾病史、临床表现只能增加可疑的指标而不能帮助最终明确诊断。

要认识到单一的躯体异常不足以诊断一种躯体障碍，因果证据要求明确躯体疾病与器质性精神障碍的发生和结束间存在时间关系。

准确诊断的主要问题是在大多数情况下对精神障碍（功能性）和躯体障碍的治疗是同时进行。因此，我们永远不能确定是否是躯体状况的改善导致了精神症状的改善。如果当前证据仅仅支持一个临时诊断，就需要进一步通过观察躯体疾病和精神障碍间的关系以寻找诊断的证据。

确定躯体疾病和精神障碍之间存在或至少是可能存在的关系对作出诊断有帮助。已有某些特定躯体疾病与精神障碍间关系的一个大型数据库，但数据库描述欠详尽，因此个人经验仍然很重要。几乎没有数据能说明躯体疾病严重到什么程度可能会导致精神障碍的出现。例如血钠水平低到什么程度时可能会导致抑郁发作？低到什么程度可能会发生谵妄？我们可以依据常识作出回答：异常越轻微，可疑程度越低。一旦怀疑是器质性精神障碍，必须确定躯体障碍与精神障碍是否有对应的时间关系，以及通过次要诊断要点与功能性精神障碍相鉴别。偶尔也有在未看到躯体状况改善时暂不进行精神科治疗的情况。表 23.3 列出了精神科药物治疗器质性精神障碍的优缺点。这些情况应向患者作详细的说明。

表 23.3　抗精神病药物治疗疑似器质性精神障碍的优缺点

同时合并抗精神病药物治疗的优点
器质性精神障碍可能会在躯体状况改善几个月后才能改善。在这种情况下，不进行积极有效的治疗可能会增加不必要的痛苦和风险
器质性精神障碍的诊断通常被简化；一些患者也存在遗传或社会心理易感性。因此某些器质性精神障碍需要精神科治疗
我们不能自信地预测躯体状况的改善情况
如果证明是一种功能障碍，治疗就不能延误
同时合并抗精神病药物治疗的缺点
诊断只是暂时性的。如果确实是一种功能障碍，则应综合考虑其自知力、依从性和易于获得精神科治疗的可能性
如果是一种器质性障碍，则没有必要在急性期和维持期接受精神科药物治疗

次要诊断要点

年龄增大的患者

患者年龄越大，越易发生器质性精神障碍。

复杂的就医治疗史

躯体状况越差的患者，其精神症状越有可能是由某一躯体疾病所致。

既往精神疾病史

既往明确的、独立的、器质性所致的精神障碍发作支持该诊断（躯体健康但有类似精神疾病发作史则是支持非器质性精神障碍的次要诊断要点）。

治疗

对器质性精神障碍的治疗包括两部分：对基础躯体疾病的治疗和对精神障碍的治疗。与药物所致精神障碍相似，维持治疗时间的长短取决于诊断、复发状况及患者的选择。

酒精戒断

概述

酒精戒断非常普遍，也很危险，重要的是要学会认识和治疗它。酒精戒断可以发生在任何年龄，当出现任一种精神疾病的急症时都需要考虑是否存在酒精戒断。表 24.1 和表 24.2 列出了诊断标准。

诊断包括戒断本身及其并发症两部分。

治疗包括为戒酒者提供一个合适的场所和合理的药物治疗（为防止突然撤酒引起的症状及防止 Wernicke 脑病和抽搐等并发症）。

当观察到有潜在的戒断症状时，确定是否在患者治疗前进行了常规评估是非常重要的。

风险处理

酒精戒断的急性风险性很大程度上决定了处理戒断是否要求患者住院。表 24.3 列出了酒精戒断患者的住院指征。

明确诊断

酒精戒断的诊断标准见相关诊断标准（见表 24.1 和表 24.2）。患者症状通常典型而明显，诊断相对简单。但是在获取详细疾病史、γ-谷氨酰转肽酶和平均红细胞体积之前，应对每一位患者保持可疑诊断酒精戒断的理念。

一旦诊断为酒精依赖，进一步决定在哪里进行戒断治疗是非常重要的。既往酒精依赖史、当前精神状况和躯体检查对诊断起重要作用。如果初始诊断不明确，则（在保证充分的医疗治疗前提下）细心地观察戒断症状是必要的。可是如果有并发症的迹象发生（如既往有过震颤谵妄），处理上就应包括血液学检查和其他相关检查。

表 24.1　戒断状态、酒精戒断及其并发症的 ICD-10 标准

F1x.3 戒断状态的一般标准
G1. 明显的物质减少或停止使用的证据
G2. 症状和体征是相关物质使用的特征
G3. 症状不能通过躯体疾病或精神障碍所解释
F1x.31 戒断状态并发抽搐
F10.3 酒精戒断
A. 满足戒断症状的一般诊断标准
B. 至少满足以下中的3条： 震颤、出汗、恶心、心动过速/高血压、激越、头痛、失眠、神经衰弱、片断的幻觉或错觉、抽搐大发作
F10.4 酒精戒断并发谵妄（震颤谵妄）

表 24.2　酒精戒断状态及其并发症的 DSM-Ⅳ标准

291.83 酒精戒断
A. 大量、慢性酒精滥用中突然减少或停止
B. 在满足A的情况下，至少满足以下两条： 自主活动过度、手部震颤加重、失眠、恶心/呕吐、暂时性幻觉、精神运动性激越、焦虑、癫痫大发作
C. 症状引起了显著的痛苦或社会功能受损
291.0 酒精戒断并发谵妄

如果在脱瘾末期出现戒断症状反弹，应考虑为延迟性戒断反应（即在脱瘾期间偷偷喝酒）、共患苯二氮䓬类药物戒断反应、谵妄或焦虑。戒断反应状态可能持续一周以上。

表 24.3　酒精戒断患者住院的指征

抽搐或震颤谵妄史（内科医生评估）
目前发作合并有抽搐、震颤谵妄、Wernicke 脑病、感染或脱水（内科医生评估）
患有慢性躯体疾病，如肝病或者糖尿病，通常由内科医师诊断，但需要与上级医生讨论
病史中有戒断反应继发明显精神科并发症的风险（精神科医生评估）
患者目前伴有精神病性症状发作（精神科医生评估）
患者患有慢性精神疾病（精神科医生评估）
慢性、严重的酒精滥用——戒断症状可能严重、复杂，且需要剂量滴定
患者有疏忽的风险（患有学习障碍的患者、老年人等）
患者门诊脱瘾失败

作出诊断时还需要注意两点：发现依赖综合征和筛查其他共患精神疾病；双重诊断非常普遍。

药物治疗

概述

● 研究认为氯氮䓬（译者注：利眠宁、甲氨二氮䓬）的半衰期很好地兼顾了突然戒断和血药浓度升高之间的平衡。如果有药物血浓度升高的风险（如肝病）则需要使用半衰期更短的苯二氮䓬类药物（如奥沙西泮）。如果有严重/延迟性戒断反应（如共患苯二氮䓬类戒断反应），则必须首选地西泮。

- 不要假设所有患者的脱瘾速度都相同，需要常规检查以防出现突然戒断反应。
- 维生素 B_1 替代治疗是必需的。越来越多的证据显示，口服替代药物的吸收不充足。但是由于（在精神科病房里）存在一些实际困难以及静脉用药引发的药物过敏反应风险，从而导致肌内注射途径逐渐增多。
- 抗惊厥治疗的证据有限。

服药方法示例

- 氯氮䓬，每天服用 4 次。起始剂量取决于评估酒精使用量以及不引起过度镇静/突然出现戒断反应的剂量。应在 5～7天内逐渐减量
- 按当地协议肌注 Pabrinex（译者注：是一种 B 族维生素）
- B 族维生素的优势
- 与医生讨论合理的预防措施

心理和社会干预

在脱瘾期间，主要应用支持治疗方法。心理和社会干预对治疗基本的依赖综合征有很重要的作用。

第 25 章

药物或酒精所致精神障碍

概述

药物或酒精所致精神障碍是指由酒精或物质滥用所引起的精神障碍。从成瘾到戒断症状均有其特征。这是因为这类精神障碍在物质滥用停止后仍持续一段时间，提示这是一个继发性病理生理机制的过程。根据临床表现，药物和酒精所致精神障碍可以与功能性疾病区别开来。药物所致精神障碍的诊断并没有被普遍接受，表 25.3 列出了关于这一诊断的争议点。物质所致精神障碍的流行病学与器质性精神障碍相反，在老年精神障碍患者中少见（但也应该考虑），而在一般成年人精神障碍患者中常见。药物和酒精所致精神障碍与诊断器质性精神障碍相似。治疗上通常采用同时治疗物质滥用和精神障碍相结合的方法。

表 25.1 药物/酒精所致精神障碍、残留性情感障碍和迟发性精神障碍的 ICD－10 标准

F1x.5 精神障碍
A. 物质使用两周内出现症状
B. 精神症状持续时间大于 48 小时
C. 精神症状持续时间一般不超过 6 个月
F1x.7 残留性或迟发性精神障碍
A. 物质使用和下面列出的精神障碍之间必须有明确的关系
F1x.72 残留性情感障碍
A. 符合 F1x.7 诊断标准
B. 必须符合器质性情感障碍的诊断标准
F1x.75 迟发性精神障碍
A. 必须符合 F1x.7 诊断标准
B. 符合 F1x.5 诊断标准，症状出现必须在物质滥用后 2～6 周

表 25.2 物质所致精神障碍、心境障碍和焦虑障碍的 DSM-Ⅳ 标准

物质所致精神障碍
A. 存在明显的幻觉或妄想
B. 存在以下客观证据之一： （1）在脱瘾/戒断的 1 个月内出现 A 症状 （2）物质使用与功能损害间有因果关系
C. 功能损害不能由其他精神障碍更好地解释。如物质的开始和停止使用与精神障碍间缺少明显的时间关系
物质所致心境障碍
A. 存在明显、持续的情感异常（抑郁或高涨）
B 和 C 标准同物质所致精神障碍
物质所致焦虑障碍
A. 存在明显的焦虑、惊恐发作、强迫观念/强迫行为
B 和 C 标准同物质所致精神障碍

风险处理

与相关精神障碍和物质滥用都有关的风险。

明确诊断

药物和酒精所致精神障碍总是被包含在各种不同的鉴别诊断中。一旦确诊物质滥用（相关既往病史和血尿检查是必要的检查项目），与器质性精神障碍相似，物质滥用的症状出现和（或恶化）停止与精神障碍的表现和缓解存在时间上的关系。必须排除成瘾和戒断。

表 25.3 诊断药物所致精神障碍的争议点

支持诊断的论据
药物使用所致精神障碍的概念可能导致病因学的过度简化。即使是一次单一的与药物滥用明确相关的发作，基因易感性、心理模式和当前社会压力对障碍的发生也有作用
通常药物滥用的预后较差，往往不能长期戒断。因此很难证实药物所致精神障碍的诊断
根据定义，药物使用所致精神障碍是一个短病程的疾病，但将其作为慢性功能性疾病进行诊断和治疗更有意义（同时要考虑物质滥用的作用）
不支持诊断的论据
在疾病分类诊断系统内，通常是将病因学过度简化。但是在某些情况下，必须承认物质滥用占主导地位
功能性精神障碍的诊断可能导致精神科药物的过度使用，并且低估了物质滥用的治疗
有证据表明一些药物在治疗药物所致精神障碍的疗效和治疗功能性精神障碍的疗效不一样

尽管越来越多的证据显示，特定的物质与特定的精神障碍之间有关联，但相关资料仍有待完善，根据经验进行诊断仍是很重要的方法。

诊断中的最大问题是不能仅仅为了等患者出现精神症状而延迟治疗，这与器质性精神障碍面临的问题相似，但是药物所致精神障碍更复杂，因为物质滥用通常是长期的、断断续续的及小剂量的使用。因此，医生通常难以在精神症状和物质滥用之间确定联系。

一般情况下，出现一次单一的、独立的由物质使用所致的精神障碍，且没有次要诊断要点提示为其他诊断，则可作出物质使用所致精神障碍的诊断。疾病进展越慢，则越有可能将诊断改为功能性障碍（同时也应认识到物质滥用的临床意义）。最后诊断时还应确认患者是否存在依赖综合征。

次要诊断要点

患者年龄

患者年龄越小，物质滥用的可能性越大。

既往药物/酒精滥用史

既往任何形式的滥用史都将增加我们对药物和酒精所致精神障碍诊断的怀疑。

既往精神疾病史

既往的、独立的药物所致精神障碍发作的有力证据支持该诊断。在禁止使用药物/戒断期出现类似发作史则更支持功能障碍的诊断。

治疗

治疗包括功能障碍和物质滥用障碍两个方面。目前，存在对器质性障碍中支持和反对应用精神科药物治疗的观点(见表 23.3)。像上面提到的，精神科药物治疗的疗效在功能性精神障碍和物质滥用所致精神障碍中可能不同。尽管该方面的证据仍不足，但重要的是要与最新文献报道的理念一致。

维持治疗的时间除了患者的选择外，还取决于诊断、继续物质滥用的可能性以及障碍的严重程度。

精神分裂症

概述

精神分裂症是一种常见的慢性衰退性精神疾病。通常起病于成年早期，也可发生在儿童期或老年期，在学习困难患者（patients with learning difficulties）中也普遍。

诊断随着病程可能会发生变化。在疾病的初始阶段，最重要的任务是区分精神分裂症和其他精神病性障碍。之后的诊断包括确认共患疾病如抑郁性障碍、谵妄、药物或酒精依赖综合征及痴呆。慢性精神障碍也与躯体疾病共病的发生率增多有关。

处理精神分裂症的首要原则：因为药物治疗是控制精神病症状而不是治愈疾病，因此选择适合的心理和社会干预很重要。不过，药物治疗也非常重要。事实上，即使患者在氯氮平治疗无效后，也有可能在换药后显出疗效，所以任何时候都不要忘记复习患者既往服药的情况。

最后要告知照料者：作为精神分裂症患者的照料者将是非常痛苦、孤独和疲惫的。

风险处理

对精神分裂症的风险评估优先于其他任何处理，详见 p. 36。

明确诊断

不管是在初始治疗还是在持续一段时间后，只要最满足精神分裂症的诊断标准就诊断为精神分裂症。表 26.1 列出了精神分裂症 ICD-10 诊断标准，表 26.2 列出了精神分裂症及其亚型的 DSM-Ⅳ诊断标准。次要诊断标准的要点能够帮助我们更精确地确定诊断。诊断性试验对于鉴别精神分裂症阴性症状和抑郁性障碍非常重要。精神分裂症诊断中予以临时性诊断很常见，尤其是在疾病病程的早期阶段。

表 26.1　精神分裂症及其亚型的 ICD－10 标准（不包括排除标准）

偏执型、青春型、紧张型、未分化型精神分裂症的一般标准（F20）
G1. 至少包含（1）中的症状一条或者（2）中的症状两条，并持续 1 个月： （1）（a）思维鸣响，思维插入/被撤走或被广播；（b）被控制体验或妄想性知觉；（c）第三人称的评论性或议论性幻听或声音来源于躯体某一部位；（d）完全不可能的妄想 （2）（a）持久的幻觉（任何形式）和妄想（转瞬即逝的）或持久的超价观念；（b）语词新作，语言不连贯/语言不相关；（c）紧张性行为；（d）阴性症状
F20.0 **偏执型精神分裂症**
A. 符合精神分裂症的一般标准
B. 幻觉、妄想在精神症状中占主导地位
F20.1 **青春型精神分裂症**
A. 符合精神分裂症的一般标准
B. 满足以下任意一条： （1）持续性的情感平淡或肤浅；（2）持续性的情感不协调
C. 符合以下任意一条： （1）无目的/不连贯的行为；（2）思维障碍
F20.2 **紧张型精神分裂症**
A. 符合精神分裂症的一般标准
B. 下述行为中一条必须显著持续大于 2 周： （1）木僵或缄默；（2）兴奋；（3）作态；（4）违拗；（5）僵化；（6）蜡样屈曲；（7）命令性自动症
F20.3 **未分化型精神分裂症**
符合精神分裂症的一般标准，不符合上述亚型诊断标准
F20.5 **残留型精神分裂症**
A. 既往符合精神分裂症的一般标准，但是目前不符合
B. 下述症状中至少 4 条持续时间大于 12 个月： （1）精神运动缓慢；（2）情感迟钝；（3）缺乏始动性；（4）言语贫乏；（5）非言语交流贫乏；（6）社会行为退缩

续表

F20.6 单纯型精神分裂症
A. 疾病进程缓慢，下述症状至少 3 条持续时间大于 1 年： (1) 个人行为出现显著的改变，如兴趣丧失，无目的，懒惰，自私，社会行为退缩 (2) F20.5 列出的阴性症状逐渐出现并加重 (3) 社会交往、学习或工作能力显著下降
B. 既不满足精神分裂症，也不满足其他精神障碍的一般诊断标准

常见的鉴别诊断包括药物所致精神障碍和分裂情感性障碍（表 26.3）。这些内容在第 25 章和第 28 章分别讨论。

次要诊断要点

下面列出了精神分裂症的次要诊断要点并予以详细解释。

发病年龄：20～50 岁

80%的精神分裂症患者首次发病在该年龄段。由于需与精神分裂症鉴别诊断的其他精神疾病也可发生在该年龄段，因此首次发病年龄不能帮助我们作出精神分裂症的诊断。另一方面，年龄大于 50 岁的首次发病患者应更详细地检查是否存在痴呆、器质性精神障碍或者持久的妄想性障碍。对老年患者重要的是详细鉴别是首次发作、持久存在，还是既往未发现的精神障碍。

精神分裂症家族史

20%的精神分裂症患者有阳性家族史，而对于健康人群和罹患其他疾病的人群来讲，患精神分裂症的几率大概是 1%。大约 80%的精神分裂症患者无阳性家族史。

表 26.2 精神分裂症及其亚型的 DSM-Ⅳ标准（不包括排除标准）

精神分裂症
A. 下述情况至少存在两条且持续时间大于 1 个月（妄想荒谬怪异或首级症状的幻觉出现一项即可）：妄想，幻觉，言语紊乱，紊乱/紧张性行为，阴性症状
B. 疾病发生后出现显著的功能/社会性受损
C. 症状持续时间大于 6 个月，且有 1 个月满足 A 症状
295.30 **偏执型**
沉湎于一种或几种妄想，或经常发生幻觉的精神分裂症。不符合其他类型精神分裂症的特征
295.10 **青春型/解体型**
不符合紧张型诊断标准。下述 3 条均突出： (1) 言语紊乱 (2) 行为紊乱 (3) 情感平淡
295.20 **紧张型**
至少符合下述两条诊断标准的精神分裂症： (1) 僵住或木僵 (2) 过度的、无目的的动作过多 (3) 极度违拗 (4) 作态 (5) 模仿语言或模仿动作
295.90 **未分化型**
满足精神分裂症一般诊断标准，但不满足其他分型诊断标准
295.60 **残留型**
符合下述两条的精神分裂症：
A. 显著的阳性症状消失
B. 阴性症状持续存在

表 26.3 精神分裂症诊断的相关问题

鉴别谵妄与精神分裂症急性复发（p. 90）
鉴别器质性精神障碍与精神分裂症（p. 140）
鉴别药物所致精神障碍与精神分裂症（p. 152）
鉴别精神分裂症、情感性精神障碍、伴有精神病性症状的躁狂发作和伴有精神病性症状的重度抑郁发作（p. 73）
鉴别精神分裂症阴性症状、心境低落和其他原因所致的精神运动性迟滞（p. 102）

因此，精神分裂症阳性家族史增大了诊断为精神分裂症的可能性。但是无阳性家族史也不能排除精神分裂症。

病前人格异常（如社会交往困难或者学业成绩下降）

大约 60%的精神分裂症患者在病前则表现出明显的人格异常，而在其他的精神障碍则较少见。

因此，与家族史相似，精神障碍患者中明显的病前人格改变能够支持精神分裂症的诊断。相反，40%的精神分裂症患者没有明显的病前人格改变，所以精神障碍患者未发现病前人格改变并不能排除该诊断。

人格改变/出现阴性症状

大约 40%的精神分裂症患者将会出现阴性症状。其他的精神障碍如双相情感障碍和复发性抑郁性障碍却没有这样的改变。

因此，病史长的精神障碍患者出现了阴性症状则更支持精神分裂症的诊断。但是，没有出现阴性症状的精神障碍患者并不能排除精神分裂症的诊断。排除精神运动性迟滞如抑郁性障碍或额叶痴呆的原因也非常重要。

慢性或难治性阳性症状

高达 30%～40%的精神分裂症患者存在持久的阳性精神症状。而其他常见精神障碍则相反，表现为典型的发作病程。

心理测试有助于作出诊断

这一部分原则详见 p. 31。

药物治疗

概述

- 所有的抗精神病药物疗效相似。除氯氮平对难治性精神分裂症疗效较好外，阿米舒必利疗效最强，但是目前尚缺乏一线非典型抗精神病药物治疗阴性症状的足够证据
- 药物的选择取决于副作用、依从性、既往疗效和患者的选择。这些在任一阶段都应考虑
- 急性期治疗决定了维持治疗。减少合并用药和依据推荐用量逐渐增大药物剂量以避免过度使用抗精神病药物是非常重要的
- 突然停止氯氮平治疗（即使是治疗无效的患者）可能导致严重后果。在考虑换掉氯氮平之前应首先考虑加大氯氮平的剂量以观疗效。因为很少有证据支持对氯氮平无效的患者对其他药物有效
- 维持治疗的时间不确定，因为中断治疗总是与复发有关。传统认为药物治疗维持时间最少 1～2 年
- 长期治疗的风险是药物副作用，如迟发性运动障碍、肥胖和血糖升高等
- 1～2 年后，如果需要回顾患者药物治疗史，则需要平衡复发的风险和药物副作用风险间的关系
- 中断治疗应逐步进行

急性精神分裂症药物治疗的案例

1. 试用一种抗精神病药物治疗。根据患者耐受性和药物反应每两周增加一次剂量，达到最大剂量观察6～8周
2. 试用第二种抗精神病药物治疗性试验
3. 试用氯氮平治疗
4. 氯氮平增效治疗
5. 选择其他药物替代氯氮平治疗

心理治疗

精神病学专家的作用之一就是主张心理治疗。与心理治疗组的成员讨论每一个病例以确定在最合适的时间予以心理评估。尽管有经验的心理治疗师会整合各种治疗方法进行治疗，但是在下文我们还是列出了常用的心理技术。

支持治疗

此治疗一般是照料者和护士采用的心理治疗方法，它能够减少患者的痛苦并改善其社会功能。

认知行为治疗

对精神分裂症患者进行认知行为治疗已经有15年的历史了。对精神分裂症的治疗技术来源于对抑郁性障碍和焦虑状态的治疗，包括建立良好的治疗关系、苏格拉底式提问、模型建构、现实测验和家庭作业。

精神分裂症患者认知行为治疗的治疗原则之一是承认疾病的生物学基础，确认并详细记录幻觉和妄想，提供和验证可选择的解释，辨认触发因素和继发适应不良的想法。改善药物治疗的依从性也是治疗的目标。一旦阳性症状减少，阴性症状能够通过安排可完成的活动得到改善。

家庭治疗

有证据显示家庭治疗能够预防复发。家庭治疗将重点集中在目前现况而不是疾病是如何引起的，这将会起到最好的疗效。有观点认为高情感表达是精神分裂症患者家庭治疗成功的主要目标。

社会干预

社会干预是处理精神分裂症的核心且应寻求最优的治疗方案。社会干预的原则见 p. 43。

持久的妄想性障碍

概述

持久的妄想性障碍或妄想性障碍的 DSM－Ⅳ标准通常类似于偏执型精神分裂症，但不具有持续性的幻觉。ICD－10 和 DSM－Ⅳ中关于持久的妄想性障碍的标准分别总结于表 27.1 和表 27.2。因为持久的妄想性障碍通常出现在年龄较大的人群中，所以痴呆和器质性精神障碍常常需要鉴别诊断。表 27.3 讨论了具体的诊断问题。

持久的妄想性障碍的亚型与严重的强迫性障碍相似，但与精神分裂症不同。

风险处理

风险处理的原则见 p. 36。

明确诊断

持久的妄想性障碍的次要诊断要点不影响诊断，但能增加诊断为持久的妄想性障碍的可疑程度。

次要诊断要点

下面列出了次要诊断要点以及如何理解这些要点。

首发年龄

持久的妄想性障碍的平均首发年龄是 45 岁，也可见老年起病。而精神分裂症和 OCD 常常起病于成年早期。

因此，在晚发精神疾病中，要常常考虑持久的妄想性障碍。相反，患者年龄越轻，作出该诊断的可能性就越小。

表 27.1 持久的妄想性障碍（F22.）的 ICD－10 标准（不包括排除标准）

A. 出现一种妄想或一整套相互关联的妄想，这些妄想不是必须出现在精神分裂症中的
B. 妄想必须存在至少 3 个月
C. 不包括精神分裂症的一般诊断标准
D. 必须是没有任何形式的持久的幻觉（但可能出现暂时或偶尔的第三人称的幻听或评论性幻听）

表 27.2 妄想性障碍的 DSM－Ⅳ标准（295.71）（不包括排除标准）

A. 并不怪异的妄想持续至少 1 个月
B. 不符合精神分裂症的 A 标准
C. 除了妄想或其有关情况外，社会功能没有明显缺损，行为并不明显古怪或怪异

表 27.3 特定的诊断问题的讨论

鉴别持久的妄想性障碍、器质性或药物所致精神障碍（分别见于 p. 140、p. 152）
鉴别持久的妄想性障碍与偏执型精神分裂症
鉴别持久的妄想性障碍与 OCD（p. 84）

感觉损害的证据

30％的患者患有感觉损害（典型的是耳聋）。然而，由于老年人感觉障碍多发，阳性发现对诊断的帮助微乎其微。但是不能因为没有感觉障碍而否定该诊断。

药物治疗

药物治疗持久的妄想性障碍的证据仍有限。然而，已有证据显示抗精神病药物比安慰剂有效。基于持久的妄想性障碍和妄想型精神分裂症的相似之处，许多治疗师大致会遵循精神分裂症的治疗指南治疗持久的妄想性障碍，但是不常试用氯氮平治疗。

应该注意抗抑郁药物治疗持久的妄想性障碍的证据不足，但比安慰剂更有效。

心理治疗

药物治疗疗效有限，提示应当重视尽早进行心理治疗。心理治疗原则通常与精神分裂症相同。

社会干预

持久的妄想性障碍常常是一种慢性疾病，需要社会干预(p. 43)。精神科医生的作用就包括促进这些干预措施的使用。

第 28 章

分裂情感性障碍

概述

关于分裂情感性障碍是否存在的争论仍在继续。三种较有说服力的假设如下：第一种理论认为，分裂情感性障碍是精神分裂症或情感性精神病的极端；第二种假设是分裂情感性障碍代表精神分裂症和情感性精神病病谱的中间状态；第三种理论认为分裂情感性障碍是独立存在的精神障碍。

不管争论如何，目前认为分裂情感性障碍是一种精神障碍，通过诊断标准来确诊（表 28.1 和表 28.2）。可以预见，诊断的难点集中在鉴别分裂情感性障碍、精神分裂症和情感性精神病（表 28.3）。

对分裂情感性障碍的药物治疗通常是治疗精神分裂症、伴有精神症状的抑郁发作和躁狂方案的经验融合。

风险处理

分裂情感性障碍的风险可能包括精神分裂症的风险和有关情感障碍的风险。关于急性风险处理见 p. 36。

明确诊断

分裂情感性障碍具有精神分裂症、抑郁性障碍和双相情感障碍的次要诊断特点。因此，这些障碍的所有次要特征不具有鉴别诊断的作用。有几个难得有用的次要特点将在下文讨论。

诊断分裂情感性障碍要通过仔细排除和精神状态检查来确定。

如果诊断仍然不明确，则可采用诊断性试验的方法。举例来说，如果无法区分一次躁狂发作和分裂情感发作（躁狂型），则观察单纯治疗躁狂的药物治疗方案（而不是治疗躁狂和精神分裂症的混合治疗方案）有助于确定诊断。如果正在考虑给予患者有限的治疗以帮助诊断，则该种治疗的诊断优势必须要权衡患者的痛苦和风险。

表 28.1　分裂情感性障碍及其分型的 ICD－10 标准（不包括排除标准）

F25 分裂情感性障碍的一般标准
G1. 满足中度/重度情感障碍的标准
G2. 至少有一种精神分裂症 G1 和 G2 中一般标准的症状，且持续存在 2 周。以下两个一般标准不包括：G1（2）a（非特异的幻觉加妄想/超价观念）和（2）d（阴性症状）
G3. 上述 G1 和 G2 所列的症状在疾病的同一次发作中都很明显且同时出现，或至少是部分同时出现
F 25.0 分裂情感性障碍，躁狂发作
A. 必须满足分裂情感性障碍的一般标准
B. 满足躁狂发作的诊断标准
F 25.1 分裂情感性障碍，抑郁发作
A. 必须满足分裂情感性障碍的一般标准
B. 必须满足中度或重度抑郁发作的诊断标准

表 28.2　分裂情感性障碍的 DSM－Ⅳ标准（不包括排除标准）

295.70 分裂情感性障碍
A. 有一个不间断的疾病时期，在此期间同时符合情感发作的标准和精神分裂症的一般标准
B. 在此疾病时期中，曾在没有明显情感症状之时，存在妄想或幻觉至少 2 周
C. 在发作期间大部分时间出现心境障碍

次要诊断要点

下面所列的次要诊断要点少见。

表 28.3　有关分裂情感性障碍的常见诊断问题

鉴别抑郁、阴性症状、锥体外系副作用（EPSE）及其他原因引起的精神运动性迟滞（p. 102～104）
鉴别分裂情感性障碍、精神分裂症、伴有精神病性症状的躁狂发作、伴有精神病性症状的重度抑郁发作和其他失控行为的不同诊断（p. 73）

分裂情感性障碍的阳性家族史

患者家族中确定有分裂情感性障碍的明确记录，那么该家族成员中新发精神病者最有可能是分裂情感性障碍。但是阴性家族史也不能排除分裂情感性障碍的诊断。

注意：精神分裂症和情感性精神病均有家族史。

既往对“特定障碍”的治疗方案有效

正如上文所述，既往对躁狂治疗方案有效的则更倾向于诊断为躁狂。

药物治疗

分裂情感性障碍的治疗常常是治疗相关情感性精神病和精神分裂症的混合方法。有两种可能的治疗策略：第一种方法，如果障碍倾向于是情感性障碍或精神分裂样症状，那么就可采用相应的有效治疗原则进行；第二种方法，把分裂情感性障碍看成是两种单独但同时发生的障碍，则同时采用这两种障碍的治疗方案进行治疗。这种经验方法要求通过观察一段时间以确定每一种治疗的疗效变化。

急性期的处理常常决定了维持治疗，因此要尽量减少和避免服用多种药物，按照推荐的速度逐渐增加药物剂量。

心理治疗

心理治疗通常是治疗症状，而不是治疗综合征，这降低了分裂情感性障碍概念争论的重要性。较常见的心理治疗方法的例子在相关障碍中讨论。

社会干预

社会干预是分裂情感性障碍患者整体治疗的核心，每一个治疗小组都应该使社会干预更加优化。

抑郁发作和复发性抑郁性障碍

概述

抑郁性障碍非常常见。它可以是一个主要诊断也可以是其他精神疾病和躯体疾病的并发症。ICD-10 和 DSM-Ⅳ中抑郁性障碍的诊断标准分别总结于表 29.1 和表 29.2 中。

抑郁性障碍是可以治愈的。因此即使是遇到难治性案例，重要的是要全面复习病史并给予优化的药物、心理和社会干预方案。

风险处理

抑郁发作的主要风险是自杀。因疏忽和易受他人伤害而造成对患者自己及其家属造成的风险很常见。抑郁性障碍和攻击行为也有明确的关系。

明确诊断

抑郁性障碍患病率高，并且可以表现为很多不同方式(表 29.3)。抑郁性障碍的次要诊断要点和对抗抑郁药物的反应也有助于明确抑郁性障碍的诊断。

当描述一个抑郁性障碍并判断当前发作的严重程度时，重要的是说明它是首次发作还是复发性抑郁性障碍的一部分。

次要诊断要点

如果只凭 ICD-10 不能作出抑郁性障碍的诊断，以下几点可能是有用的。

情感障碍的家族史

10%的一级亲属、20%的异卵双胞胎和 50%的同卵双胞胎患有抑郁性障碍，但在普通人群中抑郁性障碍的患病率为 5%。

因此，情感障碍的家族史越强，诊断抑郁性障碍的可能性就越大。但是缺乏家族史也不能排除抑郁性障碍的诊断。

表 29.1 轻度/中度/重度（伴/不伴精神病性症状）抑郁性障碍和复发性抑郁发作的 ICD-10 标准（不包括排除标准）

抑郁性障碍的一般诊断标准
抑郁发作至少持续 2 周，既往没有（轻）躁狂发作史
F32.0 轻度抑郁发作
A. 必须符合抑郁发作的一般标准
B. 至少符合以下 3 条中的 2 条： （1）明显的情绪低落至少持续 2 周 （2）兴趣丧失/愉快感丧失 （3）精力降低或疲劳感增加
C. 以下几条至少符合 1 条，总共至少 4 条： （1）丧失自信或自尊 （2）过度内疚/自责 （3）有反复想死或自杀的念头，或自杀行为 （4）集中注意能力降低 （5）精神运动变化（激越或迟钝） （6）任何形式的睡眠障碍 （7）食欲改变和相应的体重改变
F 32.1 中度抑郁发作
符合抑郁发作的一般标准，至少符合 F32.0 B 和 C 中的 6 条，其中至少符合 B 中的 2 条
F 32.2 不伴有精神病性症状的重度抑郁发作
符合抑郁发作的一般标准，至少符合 F32.0 B 和 C 中的 8 条，其中至少符合 B 中的 3 条
F 32.3 伴有精神病性症状的重度抑郁发作
必须符合 F 32.2 中的标准。而且至少符合以下 2 条中的 1 条： （1）幻觉或妄想，不同于精神分裂症诊断标准中 G1（1）b、c 和 d 的幻觉妄想，最常见的是伴有抑郁、自责、疑病、虚无、自我牵连或被害的内容 （2）抑郁性木僵
F 32.4 复发性抑郁性障碍
至少 2 个月前有过一次抑郁发作。既往没有符合（轻）躁狂发作的诊断标准

表 29.2 重性抑郁发作、单次发作或反复发作的 DSM-Ⅳ标准（不包括排除标准）

重性抑郁发作
A. 至少符合下列 5 条症状并持续 2 周以上： (1) 几乎每天大部分时间心境抑郁 (2) 兴趣/愉快感降低 (3) 明显的体重下降或食欲改变（包括食欲增加） (4) 失眠或睡眠过多 (5) 精神运动性兴奋 (6) 疲倦或缺乏精力 (7) 感到自己没用或过分自责 (8) 注意集中能力减退 (9) 反复出现想死或自杀的念头
B. 症状不符合混合发作的标准
C. 症状引起具有临床意义的苦恼或社会功能的损害
296.2 重性抑郁发作，单次发作
A. 存在单次重性抑郁发作
B. 抑郁发作不能用分裂情感性障碍来解释，也不能用叠加于精神分裂症或其他精神障碍来解释
C. 既往从未有过躁狂发作、轻躁狂发作或混合发作 . x1 轻度：症状不超过诊断所要求的项数 . x2 中度：症状介于“轻度”和“重度”之间 . x3 重度：症状超过诊断所要求的项数，症状显著地干扰社会功能 . x4 重度并伴有精神病性症状：妄想与心境协调或不协调
296.3X 重性抑郁发作，反复发作
A. 存在两次或两次以上的重性抑郁发作
B. 抑郁发作不能用分裂情感性障碍来解释，也不能用叠加于精神分裂症或其他精神障碍来解释
C. 既往从未有过躁狂发作、轻躁狂发作或混合发作

表 29.3 抑郁的常见诊断问题及其讨论

鉴别假性痴呆、痴呆和伴有抑郁障碍的痴呆（p. 90 和 p. 198）
鉴别激越性抑郁障碍和谵妄（p. 90）
鉴别抑郁发作和其他原因所致的精神运动性迟滞（p. 102～104）
鉴别激越、躁狂及其他原因所致的精神运动性兴奋（p. 52～61）
鉴别伴精神病性症状的抑郁发作、精神分裂症、分裂情感性障碍及伴有精神病性症状的躁狂发作（p. 73）
鉴别激越性抑郁障碍、广泛性焦虑障碍和混合性情感状态（p. 54）
鉴别伴有强迫症状的抑郁性障碍、继发抑郁情绪的 OCD（p. 83）

患者既往有过类似发作并且抗抑郁药物或 ECT 有效

当症状不典型时（例如当强迫观念或认知障碍较突出时），或当患者不能提供足够的病史时，该点可能有用。

发作性病程

该特点对于鉴别伴有精神病性症状的抑郁发作和精神分裂症最有用。

药物治疗

概述

● 最近的指南推荐轻度抑郁发作的一线治疗应该是认知行为治疗，而不是抗抑郁药物。当然，重要的是要符合当地的政策

● 所有抗抑郁药物的疗效相当。因此药物选择可以根据副作用、既往对药物的疗效、患者的依从性以及患者自己的选择确定

● 确凿的证据支持 ECT 治疗和锂盐作为二线治疗。但最新的增效治疗策略如 SSRIs 药物合并米氮平治疗的证据越来越多。该方面的文献正迅速增多，医生应经常更新该方面的信息

● 治疗伴有精神病性症状的抑郁发作应该首先使用抗抑郁药和抗精神病药。尽管可以予以 ECT 治疗，但是随后的步骤应该将抗精神病药物整合到抑郁性障碍的药物治疗方案中

● 急性期的治疗决定了长期维持治疗，因此重要的是避免合并用药，按照推荐加量的速度增加药物剂量

● 发作次数越多，停药后复发的几率就越大。首次发作以后的维持治疗至少要 6 个月

● 一个 ECT 疗程治疗之后的复发率和中断抗抑郁药物后的复发率相当，因此建议使用和入院时不同的另一种抗抑郁药物来维持治疗

以一次抑郁发作的药物治疗方案为例

复发性抑郁发作中忽略第 1 和第 2 步。第 2 和第 3 步在轻度或中度抑郁发作中可能会重复使用，在重度或者伴有精神病性症状的抑郁发作中可能被省略。

如果患者是急性自杀、脱水或有证据显示患者只对 ECT 治疗有效，则 ECT 就作为最常用的一线治疗方法。

第 1 步：尝试一种抗抑郁药物。在伴有精神病性症状的抑郁发作中要使用抗精神病药物

第 2 步：试用第二种抗抑郁药物

第 3 步：抗抑郁药物增效治疗（表 29.4）

第 4 步：ECT

第 5 步：对难治性病例的其他治疗方法（表 29.5）

心理治疗

与心理小组讨论每一个患者的情况，这有助于安排患者的时间和资源。下面简表列出的是两种最常见的治疗抑郁性

表 29.4　抗抑郁药物增效治疗的案例

锂盐增效治疗
三碘甲状腺素增效治疗
色氨酸增效治疗
SSRIs 和米氮平

表 29.5　难治性抑郁症的药物治疗案例

这方面的资料有限
拉莫三嗪（lamotrigine）增效治疗
吲哚洛尔（pindolol）增效治疗
安非他酮（buproprion）增效治疗
丁螺环酮（buspirone）增效治疗
Omega-3 脂肪酸（omega-3 triglyceride）增效治疗

障碍的心理疗法。但是治疗师经验越丰富，越常使用经验性方法。

支持治疗

当进行药物或社会性干预时，支持治疗有助于支持患者。而且一个良好的治疗关系和对复杂问题的解决可能有助于治疗。

认知行为治疗

有证据表明，认知行为治疗在轻中度抑郁症的治疗中和药物治疗一样有效。CBT 治疗的前提是不正确或歪曲的信念被情感、行为和认知反应强化了。治疗包括仔细了解患者的信念和行为，然后协助患者改变自己。

社会干预

社会干预包括减少诱发因素和持续因素的干预方法，对于慢性障碍，还包括提高其生活质量。

躁狂发作和双相情感障碍

概述

躁狂发作通常是可以直接诊断的，但是躁狂的不同表现形式使其容易被混淆，至少在疾病初期躁狂的症状表现与许多精神障碍易混淆。

当给予患者治疗时，为了保护患者的人格完整需要精神科医生不断复习治疗方案以进一步优化方案。

尚无足够证据支持躁狂的不同表现应予以不同的治疗方法，因此我们不仅要重视循证医学，还要重视既往的治疗经验。

风险处理

抑郁性障碍的相关风险见第 29 章。躁狂表现的风险更多的是由于疏忽（例如使自己丢脸和过度消费）和易受他人伤害给自己和照料者带来的风险，也有可能出现攻击行为增多。

总之，在进行下一个处理步骤前，必须筛查所有的风险并予以处理。

明确诊断

第 29 章讨论过抑郁性障碍的诊断。本章讨论躁狂发作的诊断（表 30.1 和表 30.2）。和抑郁性障碍类似，其他疾病中也可出现躁狂的症状，详见表 30.3。

要作诊断需要进行仔细的精神状态检查，下面列出的次要诊断要点也有用。很少使用心境稳定剂进行诊断性试验。但是对心境稳定剂治疗有效可以排除分裂情感性障碍或精神分裂症。

如果既往存在两次情感发作，并且至少有一次是躁狂发作或混合发作，则诊断双相情感障碍。

表 30.1 轻躁狂、混合发作、躁狂发作、伴有精神病性症状的躁狂发作以及双相情感障碍的 ICD－10 标准（不包括大部分的排除标准）

F30.0 轻躁狂
A. 心境高涨/激惹至少持续 4 天
B. 至少符合下面的 3 条，并且扰乱日常工作和社会活动： (1) 精力或活动增加 (2) 语量增多 (3) 注意力集中困难或分散 (4) 睡眠需要减少 (5) 性欲增加 (6) 轻度的过度消费，或其他类型的鲁莽或不负责任的行为 (7) 社交活动增多或过分亲密
F30.1 不伴有精神病性症状的躁狂发作
A. 心境高涨/激惹至少持续 1 周（除非症状严重到需要住院治疗）
B. 至少符合下列 3 条（如果心境只是激惹要符合 4 条），严重程度达到完全扰乱日常工作和社会活动： (1) 活动增加或精力过盛 (2) 语量增多（“言语急促”） (3) 思维奔逸或主观上体验到思想在赛跑 (4) 正常的社会抑制消失，行为与环境不协调 (5) 睡眠需求减少 (6) 自我评价膨胀或夸大妄想 (7) 随境转移或活动与计划不断变化 (8) 行为鲁莽，不计后果 (9) 性欲增加或性爱放荡
F30.2 伴有精神病性症状的躁狂发作
(B 部分是排除标准)
A. 符合不伴有精神病性症状的躁狂发作的诊断标准（F30.1）
B. 不符合精神分裂症或分裂情感性精神障碍的诊断标准
C. 存在幻觉、妄想，但与精神分裂症的幻觉、妄想不同，这些症状是夸大、自我评价、性或被害的内容

续表

F31.6 双相情感障碍，目前为混合状态
A. 目前发作是轻躁狂、躁狂和抑郁症状的混合状态或快速循环（在几小时内）
B. 至少 2 周内的大部分时间躁狂和抑郁症状同时存在且突出
C. 既往至少有一种其他情感发作
F31.7 双相情感障碍，目前为缓解状态
A. 目前的状态不符合任何一种情感障碍的诊断
B. 既往至少有过一次经诊断确凿的轻躁狂或躁狂发作（F30. -），另外至少有一种其他情感发作、轻躁狂或躁狂（F30. -）、抑郁（F32. -），或混合状态（F38.00）

次要诊断要点

如果只通过 ICD－10 的诊断标准不能够确定诊断，以下几点可帮助明确诊断。

发病年龄小于 30 岁

60％的双相情感障碍患者发病在 30 岁之前，但是该年龄也是精神分裂症、分裂情感性障碍及药物所致精神障碍最常见的发病年龄，因此发病年龄没有鉴别意义。

另一方面，尽管老年期也可出现躁狂发作，但更有可能是额叶综合征、伴有躁狂症状的痴呆或器质性情感障碍的临床表现。

情感障碍家族史

20％的一级亲属患情感障碍（单相 12％，双相 8％），同卵双胞胎为 80％。在遗传性高的家族中，50％以上的家庭成员可诊为双相情感障碍。而普通人群中双相情感障碍的患病率为 1％，抑郁性障碍为 5％。

表30.2 轻躁狂发作、躁狂发作、混合发作、双相Ⅰ型（单次发作）、双相Ⅰ型（最近一次为轻躁狂发作）、双相Ⅰ型（最近一次为躁狂发作）、双相Ⅰ型（最近一次为抑郁发作）、双相Ⅰ型（最近一次为混合性发作）的DSM-Ⅳ标准（不包括排除标准）

轻躁狂发作
A. 持续至少4天的心境高涨、夸大或激惹
B. 持续地表现出下列症状3项以上（如心境为激惹，便需4项）： （1）自我估计过高/夸大 （2）睡眠需要减少 （3）语量增多/言语急促 （4）思维奔逸/思想赛跑 （5）随境转移 （6）活动增加或激越 （7）过分地参与某些有趣的活动，而这种活动有潜在可能会乐极生悲地造成痛苦的后果
C. 不符合混合发作的症状
D. 此发作并未严重到会产生社交或职业功能的显著缺损，或严重到必须要住院，且无精神病性表现
躁狂发作
A. 持续心境高涨/激惹持续至少1周，或达到必须住院的程度
B. 持续地表现出下列症状3项（如心境为激惹，便需4项）： （1）自我估计过高/夸大 （2）睡眠需要减少 （3）语量增多/言语急促 （4）思维奔逸/思想赛跑 （5）随境转移 （6）活动增多或激越 （7）过分地参与某些有趣的活动，而这种活动有潜在可能会乐极生悲地造成痛苦的后果
C. 不符合混合性发作的症状
D. 此心境障碍已严重到会产生社交或职业功能的显著缺损，或严重到必须予以住院，或者具有精神病性表现

续表

混合发作
A. 既符合躁狂发作标准，又符合重性抑郁发作标准，持续至少1周
B. 此心境已严重到会产生社交或职业功能的显著缺损，或严重到必须予以住院，或者具有精神病性表现
296.0X 双相Ⅰ型，单次躁狂发作
呈现仅此一次的躁狂发作，而无重性抑郁发作的历史
296.40 双相Ⅰ型，最近一次为轻躁狂发作
A. 当前/最近一次为轻躁狂发作
B. 以前至少曾有一次躁狂发作或混合性发作
296.4X 双相Ⅰ型，最近一次为躁狂发作
A. 当前/最近一次为躁狂发作
B. 以前至少曾有一次重性抑郁发作、躁狂发作，或混合性发作
296.6X 双相Ⅰ型，最近一次为混合性发作
A. 当前/最近一次为混合性发作
B. 以前至少曾有一次重性抑郁发作、躁狂发作，或混合性发作
296.5X 双相Ⅰ型，最近一次为重性抑郁发作
A. 当前/最近一次为重性抑郁发作
B. 以前至少曾有一次躁狂发作或混合性发作

表 30.3 有关（轻）躁狂的常见诊断问题

鉴别严重的躁狂发作与谵妄（p. 90）
鉴别躁狂发作与药物所致情感发作或器质性情感发作（p. 140 和 p. 152）
鉴别躁狂与其他原因所致的心境高涨和精神运动性兴奋（p. 58）
鉴别伴有精神病性症状的躁狂与分裂情感性障碍和精神分裂症（p. 72）
鉴别混合状态、激越性抑郁及广泛性焦虑障碍（p. 54）

所以，阳性情感障碍家族史尤其是双相情感障碍阳性家族史中的患者出现情感高涨或伴有精神病性症状时，更倾向于诊断为双相情感障碍，而不是药物所致精神障碍或器质性精神障碍。

虽然双相情感障碍具有遗传性，但是阴性家族史也可诊断为双相情感障碍。

患者有过间断的心境发作，发作间期没有残余症状或人格缺损

该特点与精神分裂症截然相反。

药物治疗

不像分裂情感性障碍，双相情感障碍的药物治疗方案最复杂。这是因为双相情感障碍有许多不同的临床表现，而且其复发的形式也很复杂。

如果要考虑每一类型的双相情感障碍的抗精神病药物治疗方案，就会发现单一药物治疗的证据很少，且综合治疗的资料有限。

总之，该方面的文献资料在不断变化，医生应该不断更新该方面的信息。

轻躁狂、躁狂发作（伴或不伴精神病性症状）和混合状态的药物治疗方法

概述

公认的要点包括：

- 应停止用抗抑郁药物
- 一种抗精神病药和心境稳定剂联合用药可能比单一应用抗精神病药物或单一应用心境稳定剂更有效。但是，合并用药要承担更大的风险，可能出现短期或长期的不良反应
- 优先使用非典型抗精神病药物。因为非典型抗精神病药物的副作用小，而且也很少有证据表明非典型抗精神病药物能导致抑郁发作

● 患者的要求、依从性以及既往对药物的疗效也可指导药物的选择

● 间断使用锂盐治疗导致复发率增加的证据提示，心境稳定剂只可以在3年以后心境障碍第二次发作的时候使用，并且至少使用3年

● 在编写此书时，支持丙戊酸钠和锂盐作为抗躁狂药物的证据相当。更多的证据表明丙戊酸钠对双相情感障碍快速循环型的治疗更有效。丙戊酸钠的另一个优势是其对血药浓度监测的要求更小，其副作用更小，并且能够快速加量。锂盐可能对双相抑郁的治疗和预防复发更好

● 患者对治疗剂量范围内或低于治疗剂量的心境稳定剂的疗效不同。血液监测的主要目的是防止中毒与监测患者服药依从性

● 二线治疗方法的证据不足，因此也需要经验性的治疗方法

● 急性期的治疗决定维持治疗。假如同时使用了心境稳定剂、抗精神病药、苯二氮䓬类药物和抗抑郁药物，那么我们就必须观察患者对每一种药物的疗效

● 逐步停药会减少复发。劳拉西泮通常仅限在急性期使用

药物治疗的例子

第1步可进一步细分。第2步和第3步可能在完成上一步之前开始。既往发作的处置可能会导致过早地使用二线治疗方法和使用特殊的方法（例如抗抑郁药物减量而不是停用）

第1步：停用抗抑郁药物

● 试用一种抗精神病药物治疗

● 调整优化心境稳定剂或者试用心境稳定剂治疗

第2步：试用苯二氮䓬类药物治疗

第3步：即使（轻）躁狂发作是首次发作，也可考虑应用心境稳定剂（见概述）

表 30.4 （轻）躁狂和混合状态的二线治疗方法

合并心境稳定剂
氯氮平
ECT
左乙拉西坦（levetiracem）
托吡酯（topirimate）

第 4 步：考虑试用第二种抗精神病药物或心境稳定剂

第 5 步：二线治疗方法列在表 30.4

双相抑郁

概述

公认的要点如下：

● 锂盐和拉莫三嗪单一用药可能对双相情感障碍治疗有效。缺乏丙戊酸钠治疗双相抑郁的证据

● 抗抑郁药物有效但要有心境稳定剂的保护

● 抗精神病药治疗的资料有限。有一些证据表明奥氮平合并氟西汀时的效果更好，较早的证据表明奎硫平单一用药有效

● 急诊应用 ECT 也不是完全禁忌的，但要考虑和防止出现躁狂

药物治疗的例子

第 3 步可以重复使用。针对既往发作患者的治疗可较早使用二线治疗方法。

第 1 步：开始或调整优化心境稳定剂的使用

第 2 步：试用抗抑郁药物治疗

第 3 步：

● 考虑试用一种抗精神病药物治疗

● 试用第二种抗抑郁药物治疗

● 把正在使用的心境稳定剂换为拉莫三嗪或锂盐（译者注：锂盐是经典的心境稳定剂）

第 4 步：二线治疗方法

心理治疗

在躁狂发作控制之后和预防复发时常用心理治疗的方法。

社会干预

与抑郁性障碍一样，社会干预在缓解压力和提高生活质量方面很重要。

第 31 章

广场恐怖症、社交恐怖症、惊恐障碍和广泛性焦虑障碍

概述

焦虑障碍常常被低估，认为是比其他精神障碍（如抑郁性障碍）轻的一类疾病。然而焦虑障碍的共病率高，与自杀相关，如果未经治疗，会发展为慢性障碍。

该病的风险处理、明确诊断和疾病治疗应和其他精神障碍一样谨慎进行。随着有效的心理治疗的不断发展，该类障碍的预后得到改善。

风险处理

焦虑障碍最常见的风险是自杀和疏忽。因此要充分筛查、评估和处理可能出现的每一种风险。

明确诊断

诊断通常是明确的（表 31.1 和表 31.2)。如果临床症状不明确，则诊断可分为两步进行：第一步是鉴别焦虑障碍与其他精神障碍（表 31.3)；第二步是明确焦虑障碍的具体类型。尽管下面罗列了次要诊断标准的要点，但它们在第一步中的诊断意义很小，在第二步中则没有诊断意义。抗抑郁药物常用于治疗所有的焦虑障碍和抑郁性障碍，因此尽管可通过分析治疗有效的抗抑郁药的种类、剂量、起效时间来提示诊断（见次要诊断要点)，但是抗抑郁药的诊断性试验很少使用。对认知行为治疗有效可以回顾性地确认某些临时诊断。

次要诊断要点

以下所列次要诊断要点的意义有限。这些要点常用于支持某些诊断，而不是在诊断不明确时用于鉴别诊断。

表 31.1 广场恐怖症、社交恐怖症、惊恐障碍和广泛性焦虑障碍的 ICD－10 标准（不包括排除标准）

F40.0 广场恐怖症
A. 存在焦虑或回避行为，回避行为至少有以下情境中的两种： （1）人群 （2）公共场所 （3）独自旅行 （4）离家出走
B. 必须同时出现下述症状的 2 条（至少一次），且至少包括（1）～（4）条目中的 1 条： 自主神经兴奋症状： （1）心悸 （2）出汗 （3）发抖或晃动 （4）口干 涉及胸腹的症状： （5）呼吸困难 （6）窒息感 （7）胸痛 （8）恶心或腹部不适 涉及精神状态的症状： （9）头晕 （10）环境解体（译者注：非现实感）或人格解体（译者注：感到并非自己） （11）害怕失去控制或将要发疯 （12）害怕即将死亡 一般症状： （13）寒战或潮热 （14）麻木或刺痛的感觉
C/D. 情绪的苦恼是由对焦虑症状的回避引起的。患者认识到这种苦恼是过度的。这些症状只存在于或主要存在于特定的情境
F40.1 社交恐怖症
A. 必须满足以下情境之一： （1）对成为注意的焦点表现出明显的恐惧，或尴尬/觉得羞辱 （2）对成为注意的焦点具有明显的回避
B. 至少有 F40.0 B标准中的 2 条焦虑症状，必须有至少下列 1 条相关的恐惧： （1）脸红或颤抖 （2）害怕呕吐 （3）排尿或排便的紧急性或恐惧

续表

C/D. 情绪的苦恼是由对焦虑症状的回避引起的。患者认识到这种苦恼是过度的。这些症状只存在于或主要存在于特定的情境
F41.0 惊恐障碍
A. 患者经历反复发作的惊恐发作，其与特定的情境或物质无关，常常自发出现
B. 惊恐发作有如下特点： （1）一次独立的极度恐惧或不适的发作 （2）起病突然 （3）几分钟内达到顶峰，持续至少数分钟 （4）至少有 4 种焦虑症状（大部分列于 F40.0）
F41.1 广泛性焦虑障碍
A. 对日常事件和问题持续至少 6 个月的明显紧张、忧虑和担心
B. 至少必须有 4 种焦虑症状（多数见于 F40.0）

起病见于青春期晚期或成年早期

尽管焦虑障碍可以于任何年龄起病，但是典型的起病时间是青春期晚期或成年早期。

既往类似发作时对以焦虑为靶症状的 CBT 有效

尽管到写本书时该点仍未列入次要诊断要点中，但是该点可能有望在将来成为一个常见的次要诊断要点，现在还比较少见。重要的是明确 CBT 的靶症状、患者是否真的有改善以及复发的原因。

既往有类似发作且对某一剂量或在较长时间对 SSRI 抗抑郁药物有效，则更具有焦虑障碍的特点而非抑郁性障碍的特点

该点也能与诊断性试验治疗相结合。但是影响治疗效果的剂量可能不具有鉴别诊断的作用；低剂量对焦虑障碍有效，而抑郁性障碍需要高剂量。

表31.2 广场恐怖症、社交恐怖症、惊恐障碍和广泛性焦虑障碍的DSM-Ⅳ标准（不包括排除标准）

惊恐发作
A. 一段时间的极度害怕或不舒服，有下列4种以上症状突然发生： （1）心悸 （2）出汗 （3）颤抖 （4）气短 （5）窒息感 （6）胸痛 （7）恶心 （8）环境解体（译者注：非现实感）或人格解体（译者注：感到并非自己） （9）害怕失去控制 （10）害怕即将死亡 （11）感觉异常 （12）寒战/潮热
广场恐怖
A. 对置身于某情景感到焦虑，觉得难以逃逸，伴随有焦虑/惊恐发作
B. 患者设法避免这种情景或者带着明显的痛苦和烦恼忍耐着
惊恐障碍
300.01 不伴广场恐怖的惊恐障碍　300.21 伴广场恐怖的惊恐障碍
A. 同时满足下列（1）和（2）： （1）复发性难以预料的惊恐发作 （2）至少出现1次下述发作： （a）持续地担心会有再次发作 （b）担心发作会产生并发症或其他后果 （c）与发作有关的行为显著改变
300.22 广场恐怖症，无惊恐障碍病史
A. 具有广场恐怖症的表现
B. 不符合惊恐障碍的诊断标准
300.23 社交恐怖症
A. 对需要社交或表现的场合表现出明显的恐惧
B. 对所害怕的社交场合产生焦虑

续表

C. 患者认识到这种害怕是过分的
D. 患者一般都设法避免这种场合或以极度的痛苦和烦恼而忍耐着
E. 这种对所恐怖情景的设法避免、焦虑的期待，或痛苦和烦恼，显著地干扰了社会功能
300.02 **广泛性焦虑障碍**
A. 过分的焦虑和担心至少 6 个月
B. 患者发现难以控制自己不去担心
C. 出现下列症状至少 3 项： （1）坐立不安 （2）容易疲倦 （3）思想难以集中 （4）激惹 （5）肌肉紧张 （6）睡眠障碍
D. 这种焦虑的焦点不仅限于其他焦虑障碍（如 OCD 或惊恐障碍）
E. 焦虑影响了社会功能或引发苦恼

表 31.3　焦虑障碍的常见诊断问题

鉴别原发性焦虑障碍与早老性痴呆（p. 54）
鉴别原发性焦虑障碍与器质性焦虑障碍或药物所致焦虑障碍（p. 140 和 p. 152）
鉴别广泛性焦虑障碍与激越性抑郁障碍（p. 54）
鉴别激越与其他原因所致的精神运动性兴奋（p. 52 和 p. 61）
鉴别社交恐怖症与回避型人格障碍（p. 55）
诊断焦虑障碍的具体类型（p. 55）

剂量变化与药物起效的时间关系可能更有意义。有证据显示对抑郁性障碍的临床效果多数在 4 周内起效。因此如果临床起效时间达到 12 周，则提示患者是焦虑障碍。

药物治疗

概述

最普遍接受的观点包括：

● SSRI 类和氯丙咪嗪是所有焦虑障碍的一线药物。但是在副作用方面，SSRI 优于氯丙咪嗪

● 新近大量的文献资料正在扩大药物治疗对不同焦虑障碍的适用范围。例如在本书成文时，刚批准文拉法辛可治疗广泛性焦虑障碍，而不能用于惊恐障碍。这种差别涉及不同的一线和二线治疗方法的选择，可能反映了不同的病理学机制或相关研究进展的不平衡。因此应经常了解新文献，获得新信息

● 低起始剂量可以减少出现矛盾性激越（paradoxical agitation）（译者注：即药物使用初期所致的药源性焦虑）的风险

● 有效剂量的起效时间是 6～12 周，因此焦虑障碍抗抑郁药物的治疗性试用期要比抑郁性障碍长

● 目前的 NICE 指南对不同焦虑障碍的苯二氮䓬类药物使用给予不同建议。对于广泛性焦虑障碍和 PTSD，苯二氮䓬类药物只适用于严重病例，且只应用 2～4 周，极少数患者需要长期应用。对于广场恐怖症和社交恐怖症，苯二氮䓬类的“按需服用”仅限于 2～4 周。NICE 指南不推荐使用苯二氮䓬类药物治疗惊恐障碍

● 长期应用苯二氮䓬类药物易导致耐受性明显增高，可以考虑换用低剂量的新型抗精神病药物，但是这样做时应评估引起肥胖和高脂血症等副作用的风险

● 停药可能引起复发。因此，在评估维持治疗的时间长短时，重要的是考虑平衡复发与出现副作用间的关系。停药时应逐渐减量

治疗焦虑障碍的方案示例

不同焦虑障碍的治疗方案有所不同，这些治疗方案中不包括二线治疗方法。

第 1 步：试用一种 SSRI 治疗

第 2 步：换用另一种 SSRI 治疗

第 3 步：试用氯丙咪嗪治疗

第 4 步：采用二线治疗方法

心理治疗

认知行为治疗的发展带来了非常有效的治疗方法。这些治疗方法已经成为优先于药物治疗的一线治疗方法。不同地区的治疗资源可能会有差异。资源有限时，与心理治疗师讨论每个病例，有助于为心理治疗安排最合适的时间。

在给予心理治疗前，还应考虑患者的选择与患者的既往情况。然而，如果患者对药物治疗无效，即使在资源不充足的情况下，也应尽可能为其安排心理治疗。尽管有经验的治疗师总是综合各学派之长，进行综合的心理治疗，以下仍介绍几种常用的治疗技术。

支持治疗

通常由特定的护士或照料者进行。支持治疗可以降低应激，改善社会功能，但治疗本身不会对临床症状带来大的改变。

认知行为治疗

CBT 对于不同焦虑障碍治疗的原则是一致的：如果能较长时间地耐受焦虑刺激源，则焦虑本身就会逐渐削弱。各个焦虑障碍间的差异在于对恐惧的关注。

治疗开始时医师应仔细地了解患者的信念、诱发事件和回避行为（包括物质和酒精滥用），然后给患者进行暴露治疗，在该暴露治疗中合并采用回避阻止和认知挑战（avoidance prevention and cognitive challenging）。

因此，有些研究发现 CBT 相当有效，认为 CBT 未显效往往只是因为依从性不佳（通常是因为不能忍受焦虑）而不是治疗失败，而这一点在过去是有争议的。

CBT 治疗失败的另一个可能原因是治疗师的经验不足。有证据显示，CBT 治疗如果想取得好的效果，则要求治疗技术必须是针对特定的疾病。

社会干预

治疗中必须考虑到社会干预，详见 p. 43。

边缘型人格障碍

概述

边缘型人格障碍患者是精神病学急症中面临处理的最大的挑战之一。

风险处理很难进行，因为患者表述的自杀意念常常与其实际自杀观念的强度不一致。这可能是因为自杀威胁常作为该障碍精神病理学的一种表现，而非真正想死的意愿。但显著的自杀企图是常见的。

患者对人际关系界限的侵犯以及其与医护人员间形成的过于紧密和脆弱的关系，都可能影响临床评估甚至临床治疗的每个方面。不仅如此，复杂的边缘性行为可能被医护人员错误理解，因此造成分歧。有些医护人员可能将患者简单地视为“操纵欲强的”、“好表现的”人。

应当对这些问题给予足够关注，该点非常重要。边缘型人格障碍是一种明确而令人苦恼的疾病。治疗者应永远维持一个支持但又有界限的人际关系。由于 BPD 临床表现复杂，临床评估应缜密进行。风险评估、诊断和治疗应当谨慎地完成。

精神科治疗可分为三部分：一是边缘型人格障碍核心症状的治疗，需要长期治疗，将在下面讨论；二是对人格障碍周期性恶化或“危机”的急性处理，详见第 18 章；三是对共患精神病性障碍的治疗，在第三部分的其他章节讨论。

最后，如果能维持高水平的治疗，长期预后可能要好于传统的观点。随着心理治疗方法的不断发展，该障碍的预后可能将持续有所改善。

风险处理

重要风险是自杀和显著的蓄意自伤。患者常表现为“危机”状态，该部分详见第 18 章。

明确诊断

按照问题出现的时间，诊断问题可分为两组（表 32.1 和表 32.2）。

第一组问题在最初接触时出现。边缘型人格障碍可以作为某些主诉的鉴别诊断，比如情绪低落、焦虑、自杀行为或“耳闻异声”。此外，边缘型人格障碍也可是一个继发的共病诊断。

第二组问题是在边缘型人格障碍诊断确立后出现的诊断问题。因此有必要对新出现的症状进行分析，看其是不是某些共患精神疾病的表现，如抑郁性障碍和依赖综合征（表 32.3）。

总之，治疗者应遵循诊断标准，尤其应重视起病时间。但少数病例也可能老年起病，常出现在一个稳定的治疗关系结束之后。

表 32.1　边缘型人格障碍的 ICD－10 标准

F60 人格障碍的一般诊断标准
G1－4. 有证据显示，持续的行为和心理异常均发生于童年晚期或青春期，并给自己或他人带来相当大的苦恼
F60.30 冲动型（情绪不稳型）人格障碍
A. 符合人格障碍的一般诊断标准
B. 符合以下至少 3 点且必须包括（2）： （1）有行为冲动且不计后果的突出倾向 （2）突出的陷入冲突的倾向 （3）愤怒/暴力行为暴发 （4）难以维持没有立即奖赏的行为 （5）变幻莫测的情绪
F 60.31 边缘型
A. 符合人格障碍的一般诊断标准
B. 满足 F60.30 标准的至少 3 条，并符合以下至少 2 条： （1）对自我形象（包括性偏好）的不确定性/扭曲 （2）高强度/不稳定的人际关系 （3）竭力避免被人遗弃 （4）反复威胁/实施自伤行为 （5）长期的空虚体验

表 32.2 边缘型人格障碍的 DSM－Ⅳ标准（301.83）

人际关系、自我形象和感情的不稳定以及显著的冲动性；起自成年早期，表现为下列 5 项以上：

（1）疯狂地努力以避免被遗弃

（2）从理想化到贬低间变来变去的不稳定的人际关系

（3）显著/持久的不稳定的自我形象

（4）潜在的毁灭冲动性

（5）反复发生自杀/自残姿态或自杀行为

（6）情绪不稳定

（7）长期的空虚感

（8）不合适的愤怒

（9）短暂的与应激有关的偏执观念或分离性症状

药物治疗

概述

● 有一些证据提示抗抑郁药、抗精神病药及心境稳定剂能够治疗边缘型人格障碍的情绪和冲动症状，但证据尚不充分，也没有明确的剂量和用法等信息

● 当治疗那些有冲动、长期或严重自伤行为的患者时，开精神类处方药时必须加倍谨慎，因为该类患者可能会过量服用以致威胁生命

● 当一个治疗方法失败后，边缘型人格障碍患者可能仍拒绝停药。这可能是出于对戒断症状的恐惧或过度敏感，也可能是出于对复发的恐惧。这可能是导致长期疗效不明、多药联用的原因

● 应首先处理物质滥用和精神科共患疾病

药物治疗方案示例

1. 选择药物治疗时应参照最新文献资料，并选择副作用最小的药物

2. 确定靶症状，缓慢加量，注意观察疗效反应

表 32.3 边缘型人格障碍常见的诊断问题

鉴别抑郁性障碍和边缘型人格障碍（p. 103）
鉴别边缘型人格障碍患者是否共患抑郁性障碍（p. 103）
鉴别假性幻觉与听幻觉（p. 78）

3. 如果未显效，则缓慢停药

4. 如果药物治疗的原本问题未得到解决，且顺利停药，则应重复以上的过程

心理治疗

越来越多的证据表明专业的心理学治疗能够显著改善 BPD 的预后。不同地区的资源和心理治疗师的水平会有所不同，因此应当与心理治疗师讨论每一个病例的情况。如果不考虑资源的充裕程度，只从患者的角度考虑，只要药物治疗对患者无效就应当为其尽可能提供专业心理治疗，该点非常重要。

治疗原则包括良好的治疗关系、长期治疗和明确且非惩罚性的人际界限。

心理治疗方法是综合的，包括以下几种治疗方法。

支持治疗

支持治疗的目标是维持现状而非改变现状。尽管如此，如果有经验的社区护士能与患者建立起良好的治疗关系，并给予解决问题的帮助，这将有助于其积极的改变。

辩证行为治疗

辩证行为治疗（dialectical behavioural therapy）已经发展为治疗边缘型人格障碍患者的蓄意自伤的方法。该方法来源于其他心理治疗方法，如认知行为治疗和冥想。该理论把蓄意自伤行为视为情绪不良应激的一种不恰当应对方式。

认知行为模型用来解释和发现蓄意自伤的冲动行为，冥想的技术用来告之患者要容忍焦虑。

社会干预

边缘型人格障碍是一种慢性障碍，社会干预对患者有益（见 p. 43）。

索　引